100세 건강을 기원하며

_____ 님께 드립니다.

KBS 生/老/病/死
생로병사의 비밀 10년의 기록

통증을 이긴 사람들의 비밀

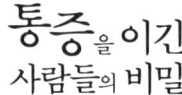

KBS 생로병사의 비밀 10년의 기록

통증을 이긴 사람들의 비밀

펴낸날 초판 1쇄 2016년 12월 1일

지은이 KBS 〈생로병사의 비밀〉 제작팀

펴낸이 임호준
이사 홍헌표
편집장 김소중
책임 편집 이민주 | **편집 3팀** 김은정
디자인 왕윤경 김효숙 정윤경 | **마케팅** 정영주 권소회 김혜민
경영지원 나은혜 박석호

인쇄 (주)웰컴피앤피

펴낸곳 비타북스 | **발행처** (주)헬스조선 | **출판등록** 제2-4324호 2006년 1월 12일
주소 서울특별시 중구 세종대로 21길 30 | **전화** (02) 724-7676 | **팩스** (02) 722-9339
홈페이지 www.vita-books.co.kr | **블로그** blog.naver.com/vita_books | **페이스북** www.facebook.com/vitabooks

ⓒ KBS 〈생로병사의 비밀〉 제작팀, 2016

이 책은 저작권법에 따라 보호를 받는 저작물이므로 무단 전재와 무단 복제를 금지하며,
이 책의 출판권은 KBS미디어(주)를 통해 KBS와 저작권 계약을 맺은 (주)헬스조선에 있습니다.
이 책 내용의 전부 또는 일부를 이용하려면 반드시 저작권자와 (주)헬스조선의 서면 동의를 받아야 합니다.
책값은 뒤표지에 있습니다. 잘못된 책은 바꾸어 드립니다.

ISBN 979-11-5846-132-4   13510

- 이 도서의 국립중앙도서관 출판예정도서목록(CIP)은 서지정보유통지원시스템 홈페이지(http://seoji.nl.go.kr)와 국가자료공동목록시스템(http://www.nl.go.kr/kolisnet)에서 이용하실 수 있습니다. (CIP제어번호: CIP2016028057)

- 비타북스는 독자 여러분의 책에 대한 아이디어와 원고 투고를 기다리고 있습니다.
  책 출간을 원하시는 분은 이메일 vbook@chosun.com으로 간단한 개요와 취지, 연락처 등을 보내주세요.

- 비타북스는 건강한 몸과 아름다운 삶을 생각하는 (주)헬스조선의 출판 브랜드입니다.

KBS 生/老/病/死
생/로/병/사의 비밀 10년의 기록

통증을 이긴 사람들의 비밀

KBS 〈생로병사의 비밀〉 제작팀 지음 | 이윤우 감수

비타북스

머리말

통증 없이 행복한 삶을 위한
〈생로병사의 비밀〉

　시청자가 뽑은 좋은 프로그램, KBS 방송문화연구소의 공영성 평가 지수 1위……. 과분하게도 수년에 걸쳐 〈생로병사의 비밀〉에 주어진 영광의 평가들이다. 2002년 10월 29일 첫 방송을 시작한 〈생로병사의 비밀〉은 올해 600회를 맞았다. 그동안 수많은 시청자들의 성원과 사랑이 있었기에 〈생로병사의 비밀〉이 우리나라를 대표하는 국민건강 프로그램으로 우뚝 설 수 있었고, 장수 프로그램으로 꾸준한 사랑을 받고 있다고 자부해본다.

　사실 살아 있는 생명은 축복이자 경이로움, 그 자체다. 그 어느 생물이든 살아 있다는 사실 자체만으로도 위대하지 않을 수 없고, 인간 또한 약 60조 개에 이르는 세포들이 유기적으로 기능해야 온전한 생물로서 건강을 유지할 수 있는 것이다. 하지만 이것이 결코 쉬운 일은 아니다. 그렇기에 누구에게나 건강은 최고의 관심사 중 하나가 아닐 수 없다. 그러나 종종 일상에 차고 넘치는 갖가지 건강 정보는 오히려 혼란을 야기하기도 한다. 이러한 건강 정보의 홍수 속에서 〈생로병사의 비밀〉은 항상 정확하고 신뢰할 만한 정보를 제공하고자 노력해왔고, 그런 노력이 있었기에 시청자들의 한결같은 신뢰와 사랑을 받을 수 있었던 게 아닌가 싶다.

　600회까지의 긴 대장정을 이어오면서 각종 암을 비롯하여 고혈압, 심장질환, 당뇨, 비만, 다이어트, 운동, 건강식품, 명상에 이르기까지 〈생로병사의 비밀〉이 다루지 않은 건강 관련 주제는 거의 없다고 해도 과언이 아니다. 방대한 주제들을 다루며 〈생로병사의 비밀〉은 국민들의 건강에 대한 관심과 상식을 높이고, 이를 적극적으로 실천할 수 있도록 꾸준히 노력해왔다. 방송을 통해 전했던 유익한 내용들을 주제별로 엮어 출간했던 세 권의 책, 『한국인 100세 건강의 비밀』, 『한국인 무병장수 밥상의 비밀』, 『암중모색, 암을 이긴 사람들의 비밀』은 방송 내용을 충실히 담으면서도 각각의 주제에 맞는 올바른 정보들이 담겨 많은 분들의 사랑을 받았다. 이를 잇는 네 번째 책은 백세시대라 불리지만 사실 통증 없이 행복한 노후를 보내고 있는 이들은 많지 않은 현실에 집중했다. 나이가 들면 누구나 통증을 겪고 통증에서 벗어나고자 끊임없이 노력한다. 통증 없이 행복한 노년은 누구나 꿈꾸는 미래의 모습이지만 그 길이 결코 쉽지 않다. 중요한 것은 통증이 참고 견뎌야만 하는 것이 아닌 관리하고 극복해야 할 질환임을 아는 것, 그리고 통증에 대해 많이 알면 알수록 빨리 통증에서 벗어날 수 있다는 사실을 깨닫는 것이다.

통증 없는 삶을 기대하는 모든 이들에게 꼭 필요한 선물이 될 수 있기를 바라며 그동안 방송되었던 내용 중 통증에 관한 중요한 정보들을 모아 한 권의 책으로 엮었다. 풍부한 임상 사례와 전문가들의 생생한 조언이 담겨 있는 『통증을 이긴 사람들의 비밀』이 앞서 출간된 세 권의 도서와 함께 많은 사랑을 받기를 기대해본다.

이 책의 모든 내용은 그동안 〈생로병사의 비밀〉 프로그램 제작에 참여한 PD와 작가를 비롯한 수많은 제작진들의 노고와, 방송에 기꺼이 참여해주신 여러 전문가와 환우분들의 적극적이고도 헌신적인 협조에 전적으로 기인한 소중한 결과물이다. 방송이기에 가질 수밖에 없었던 '일회성'이라는 태생적 한계를 극복하고 일상에서 무시로 펼쳐볼 수 있는 건강 지킴이로서 역할을 했으면 하는 마음이 간절하다. 앞으로도 〈생로병사의 비밀〉은 공영방송 KBS를 대표하고 나아가 대한민국을 대표하는 최고의 건강 프로그램으로서, '건강'이라고 하는 '최고의 행복이자 축복'을 모든 분들과 함께 나눌 것이다.

〈생로병사의 비밀〉 이제헌 책임프로듀서

CONTENTS

머리말
통증 없이 행복한 삶을 위한 〈생로병사의 비밀〉· 4

PART 1

허리
몸의 기둥을 바로 세워라

허리 통증 탈출, C자 곡선을 유지하라 · 12
PLUS PAGE 척추수술 해야 할까? 말아야 할까? · 36
휘어지는 척추 · 심해지는 통증, 척추측만증 · 40
꼬부랑 허리, 치료는 물론 예방도 가능하다 · 53

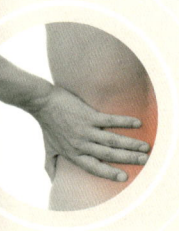

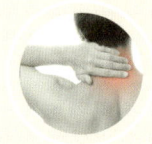
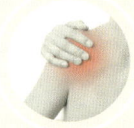

PART 2 목과 어깨
바른 자세 교정이 먼저다

신경다발의 중요한 통로, 목 · 68
목의 통증, 관리 및 치료의 시작 신호 · 78
중장년층 만성통증의 원인, 어깨 질환 · 89
어깨 통증, 정확한 진단과 근육이 답이다 · 104

PART 3 무릎
무너지는 관절을 지켜라

참고 견디는 병이 아니다, 류마티스 관절염 · 112
PLUS PAGE 생물학적 제제로 완치를 바라보는 환자들 · 121
류마티스 관절염 vs 퇴행성 관절염 · 124

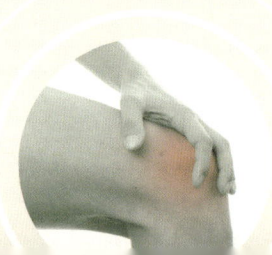

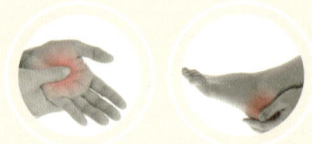

PART 4 손과 발
모양과 기능을 점검하라

저림 증상으로 시작되는 손 통증질환 · 136
일상생활을 위협하는 발의 변형과 통증 · 157
PLUS PAGE 발의 아치가 무너져 통증을 유발하는 평발 · 164
무리한 운동은 발에 독이다 · 168
발 건강을 위한 운동법은 따로 있다 · 176

PART 5 만성통증
조기치료가 무엇보다 중요하다

통증 자체가 하나의 질병인 만성통증 · 184
3개월, 만성통증 치료의 골든타임 · 196
통증의 제왕, 통풍 · 200
PLUS PAGE 노인들의 통증개선 도우미 베하스 운동 · 215

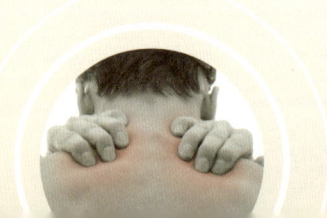

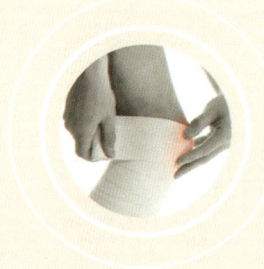

 **PART 6**

낙상
일상을 앗아가는 통증질환

낙상 골절의 위험성, 아무리 강조해도 지나치지 않다 · 220
PLUS PAGE 치매로 인해 증가하는 낙상의 위험 · 230
낙상, 예방이 치료보다 중요하다 · 232

일러두기

- 이 책에 등장하는 사례자들의 이름은 일부 가명으로 표기했습니다.
- 책에 표시된 사례자의 나이와 Doctor Says에 등장하는 의사들의 소속은 방송 시점을 기준으로 합니다.
- 같은 주제의 시험일지라도 각각의 방송에 따라 실험 결과 수치에 약간의 오차가 발생할 수 있습니다.

PART 1

완만한 C자 곡선을 이루고 있는 척추는 우리 몸의 기둥이면서 신경전달 통로다. 척추에 문제가 생기면 운동신경과 감각신경을 관장하는 신경계까지 위험해질 수 있다. 허리 통증을 당연히 여기거나 참고 넘겨서는 안 되는 이유다. 어떻게 하면 통증을 잊고 건강한 삶을 살 수 있을까? 허리 통증의 원인과 증상, 근본적인 해결책을 알아보자.

허리

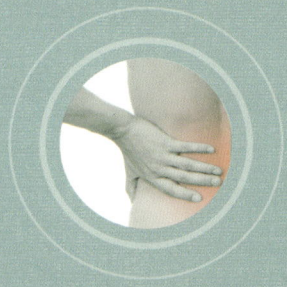

몸의 기둥을 바로
세워라

허리 통증 탈출,
C자 곡선을 유지하라

　　　　　　　호모 사피엔스와 같은 인류의 조상들을 동물과 구분 짓는 가장 중요한 특징은 직립보행이었다. 직립보행 덕분에 두 손을 자유롭게 썼던 인류는 동물과 차별되는 문명을 만들어냈다. 대신 그 무게를 떠받쳐온 척추는 오랜 세월 여러 가지 질병에 시달려야 했다.

　건강보험심사평가원의 통계에 따르면 최근 척추질환으로 진료를 받은 환자 수는 42%나 증가했다. 2007년에 890만 명이었던 척추질환 환자 수가 2014년에는 1,260만 명으로 증가한 것이다. 총인원을 계산하면 국민 4명 중 1명이 허리가 아파서 병원을 다녀온 셈이다. 그만큼 척추질환과 허리 통증은 주변에서 흔하게 볼 수 있는 증상이 됐다. 인류의 아픈 허리는 어떻게 하면 통증을 잊고 건강해질 수 있을까? 허리 통증의 원인과 근본적인 해결책을 알아보자.

잘못된 자세와 습관에서 시작되는 허리 통증

척추는 잘 알려진 대로 우리 몸의 기둥이면서 신경전달 통로다. 척추뼈 안에는 뇌와 말초신경을 연결해주는 중추신경 척수가 들어 있다. 따라서 척추에 문제가 생기면, 곧이어 운동신경과 감각신경을 관장하는 신경계까지 위험해질 수 있다.

척추는 기본적으로 노화에 따른 퇴행성 변화를 겪는다. 나이가 들면 피부에 주름이 잡히고, 머리가 하얗게 새는 것처럼 척추도 노화로 인한 변화를 경험한다는 뜻이다. 햇볕을 너무 많이 쬐면 피부에 급격히 주름이 생기듯, 척추도 특별한 요인에 의해서 노화가 촉진되는 경우가 있다. 노화와 척추 외적인 요인을 빼면, 허리 건강에 가장 좋지 않은 요인은 바로 잘못된 자세다. 제작진은 허리 통증을 호소하는 평범한 가정주부와 회사원을 관찰하며, 이들의 어떤 생활 습관이 허리 통증을 유발하는지 찾아보고자 했다.

가정주부 이선진(28세) 씨는 허리를 뒤로 젖혔을 때 아프고 찌릿찌릿한 증상이 나타난다고 했다. 회사원 정용국(34세) 씨는 특정 자세에서 통증이 온다고 했다. 두 명 모두 통증이 시작된 지 5개월 이내로, 검사 결과 디스크 초기 판정을 받았다. 다행히 보존적인 치료로 충분히 호전될 상황이지만 이들은 왜 20~30대 젊은 나이에 허리 통증을 앓기 시작했을까? 이선진 씨와 정용국 씨의 일상을 살펴보았다.

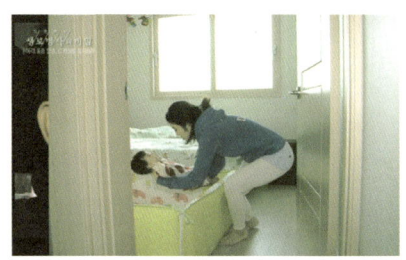
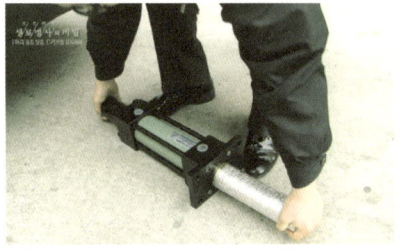

이선진 씨는 현재 육아 중이다. 하루 종일 아기를 돌보다 보면 허리가 욱신거리며 아파진다. 운동지도사로 일한 경험이 있어 누구보다 바른 자세에 대해 잘 알지만 아이를 돌보는 일과에서 바른 자세를 지키기가 쉽지 않다. 하루 종일 아기한테 맞추다 보니까 쭈그려 앉고 옆으로 비스듬히 눕는 일상이 반복됐다. 아기를 업어주고 안아주면서 허리 통증은 더 심해졌다.

회사원 정용국 씨는 평범한 직장인이다. 보통 오전에는 사무실에서 근무한다. 점심시간까지 자리에서 꼼짝하지 않고 일하는 경우가 많다. 2시간 정도 앉아 있으면 허리가 쑤시지만 업무처리에 마음이 급해 스트레칭 한 번 하기가 쉽지 않다. 오후에는 주로 외근 업무를 나간다. 취급 제품이 40kg 정도로 무거운 데다 파손되지 않게 조심히 다뤄야 해서 허리에 부담이 된다. 기술 상담으로 거래처를 다니니 운전하는 시간도 만만치 않다. 보통 하루에 2~4시간 운전대를 잡는다. 아침부터 늦은 저녁까지 일과를 마치면 다리가 무겁고 허리를 가누기도 힘들다.

척추뼈는 경추, 흉추, 요추, 천추와 미추로 구성되어 있고 완만한 C자 곡선을 이루고 있다. 허리에 가장 안 좋은 자세는 엉덩이가 앞쪽으로 밀려나와 허리의 C자 곡선이 무너진 자세다. 엉덩이가 앞으로 나와 있을수록 허리의 C자 곡선이 줄어들고, 디스크와 관절이 받는 압력이 증가한다. 근육도 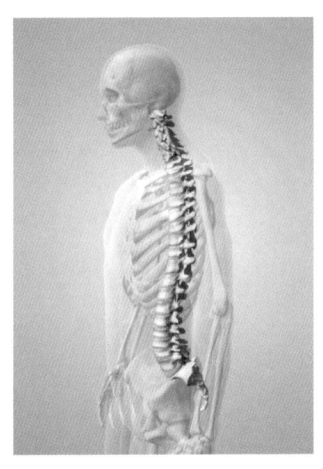 늘어나 있게 되면서 몸의 전체적인 피로도가 증가하고 허리는 지속적인 부담을 느낀다. 때문에 엉덩이가 앞으로 나오는 자세를 오래 하는 것은 허리에 큰 무리를 주게 된다. 전문가들은 같은 작업을 하더라도 자세를 바로 하고, 목과 허리에 무리가 가지 않도록 하는 것이 허리 통증을 줄이는 1차적인 방법이라고 조언한다.

허리 통증을 일으키는 가장 대표적인 질환으로 추간판 탈출증, 척추관 협착증, 척추 전방 전위증 3가지가 꼽힌다. 그중 흔히 허리 디스크라 부르는 추간판 탈출증과 척추관 협착증은 증세는 비슷해도 원인과 치료 방법이 다르기 때문에 잘 구분해야 한다.

허리를 지탱하는 척추뼈 사이에는 뼈끼리 부딪히지 않도록 충격

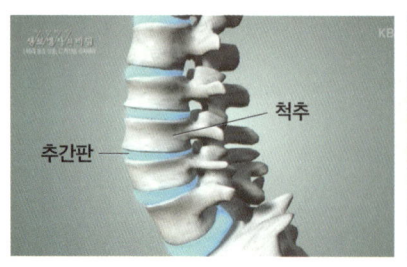
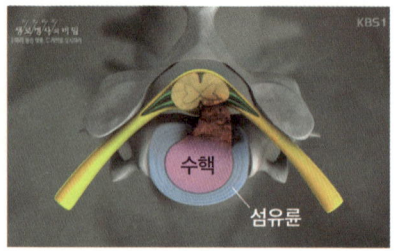

을 흡수하는 추간판(디스크)이 있다. 추간판 내 중심에는 젤리 같은 수핵이 있고 수핵 주변을 단단한 섬유륜이 둘러싸고 있다. 허리 디스크는 척추뼈에 수직 압박이 반복되거나 구부러진 상태에서 압박이 반복되면서, 추간판과 뼈가 만나는 말단 부분의 섬유륜이 손상되어 발병하게 된다. 손상된 섬유륜으로 밀려나온 수핵이 신경 뿌리를 누르면서 허리부터 한쪽 다리까지 통증(방사통)을 느끼게 되는 것이다.

반면 척추관 협착증은 척추관의 면적이 좁아져 척수신경이 압박되는 병이다. 중추신경 척수가 지나가는 공간인 척추관이 척추 조직들의 변화에 의해 좁아져 신경이 압박되고 염증이 생긴다. 척추관이 좁아지는 이유는 유전적 요인과 후천적 요인이 있다. 후천적

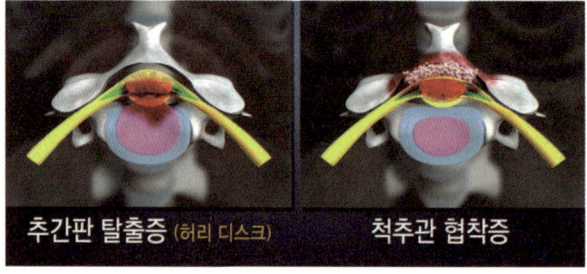

요인은 노화, 허리 디스크, 인대가 두꺼워지는 인대 비후, 추간 관절 질환, 골다공증, 비만, 나쁜 자세 등 다양하다. 허리 디스크와는 달리 걷다 보면 다리가 저리고 아픈 경우가 많다. 유모차나 쇼핑카트 등을 앞으로 밀면서 걸으면 걷기가 편하다. 통증은 허리보다 엉덩이, 다리, 발 쪽이 심하다. 엉덩이부터 다리까지 저리고 쥐어짜는 듯한 통증이 오고, 오래 걸으면 증상이 심해진다.

일반적으로는 한쪽 다리만 당기면 허리 디스크를, 양쪽 다리가 저리고 당기면 척추관 협착증을 의심해볼 수 있다. 자세가 구부러지면 척추뼈 자체에 변형이 왔다고 볼 수 있다.

허리 디스크와 척추관 협착증 비교

	허리 디스크	척추관 협착증
원인	척추뼈 사이의 추간판이 돌출되어 신경 뿌리 압박	후관절과 인대가 두꺼워져 척추관이 좁아지면서 신경 압박
나이	20~40대 대부분 젊은 나이	50대 이후 노인성 질환
증상	급성질환 허리를 숙일 때 통증 악화 한쪽 다리가 당기는 통증(방사통)	만성질환 허리를 뒤로 젖힐 때 통증 악화 양쪽 다리가 저리고 당기는 증상

인류를 괴롭히는 3대 척추질환

1 허리 디스크

척추뼈와 척추뼈 사이에 위치하는 추간판이 돌출되어 통증 및 신경 증상을 유발하는 질환이다. 탈출된 위치에 따라 목과 허리에 주로 통증이 나타난다. 균열이나 파열로 수핵이 탈출되면서 신경 뿌리가 눌리고 염증이 생긴다. 목 디스크의 경우 팔에, 허리 디스크의 경우 다리에 방사통이 일어난다. 보존적 치료와 수술로 치료가 가능하다.

2 척추관 협착증

척추관은 뇌에서부터 연결되는 척수신경이 지나가는 통로로 목뼈부터 꼬리뼈까지 이어져 있다. 척추관 협착증이란 신경이 지나가는 통로인 척추관이 다양한 원인으로 좁아져 발생하는 질환이다. 일반적인 보존적 치료와 함께 추궁판 절제술과 같은 수술로 치료가 가능하다.

3 척추 전방 전위증

위 척추뼈가 아래 척추뼈에 비해 앞으로 미끄러져 나가, 척추뼈가 서로 어긋나 통증이 발생하는 질병이다. 척추끼리 분리되어 발생되는 분리성 척추 전방 전위증과 척추관절의 퇴행성 변화로 발생되는 퇴행성 척추 전방 전위증이 있다. 요통, 하지 방사통, 근력 약화, 감각 둔화, 보행 이상, 자세 변화 등의 다양한 증상이 발생할 수 있다. 보존적 치료와 척추골 유합술, 척추 고정술로 치료가 가능하다.

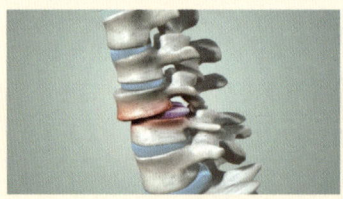
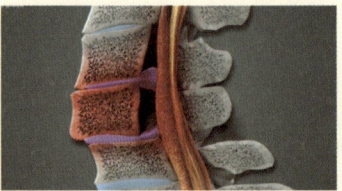

허리 통증의 마지막 치료 단계, 수술

허리 통증의 원인과 증상은 셀 수 없을 만큼 다양하다. 그만큼 허리 질환을 치료하는 방법도 다양하다. 다양한 치료법 중 마지막 단계인 수술을 선택하는 환자들은 어떤 사람들일까? 제작진은 허리 통증으로 병원을 찾은 환자들을 만나봤다.

오랜 허리 통증으로 고생해온 신출옥(76세) 씨는 유모차가 없으면 걸을 수 없을 정도로 보행이 부자연스러웠다. 심한 통증 때문에 혹시 수술을 하게 되지는 않을까 걱정이 많았지만 남들한테 유모차를 끌고 다니는 모습을 보이는 것이 너무나 싫었다. 외출을 아예 안 할 수도 없는 상황이었기에 신출옥 씨는 병원을 찾았다.

치료를 받기 전 간단한 검진이 진행되었다. 한눈에 봐도 굽은 허리의 여러 곳에서 압박골절이 발견됐다. 압박골절이 심해 허리를 펴지 못하고 굽은 상태 그대로 지내왔던 것으로 진단됐다. 그런데 허리가 굽을 정도로 심각했던 상태와 달리 신출옥 씨에게 수술이 꼭 필요한 것은 아니라는 판정이 나왔다. 의료진은 문제가 있는 척추관절에 약물주사와 자극을 줘 관절 자체의 압력을 줄이고 신경이 엉겨 붙은 부분들을 풀

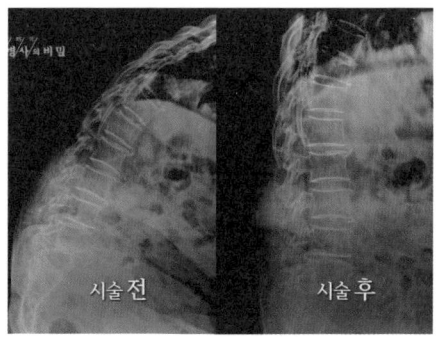

어주는 유착박리 시술을 실시했다.

시술 일주일 뒤, 병원에서 재활 중인 신출옥 씨를 다시 만났다. 허리가 많이 펴져 있었다. 보행 보조기가 없으면 움직이지 못했던 신출옥 씨는 큰 수술 없이도 걸음걸이를 뗄 수 있게 된 것이 매우 만족스럽다. 하지만 병원을 찾는 허리병 환자 모두가 신출옥 씨처럼 간단한 시술로 허리가 정상으로 돌아오지는 않는다. 어쩔 수 없이 수술을 하게 되는 경우도 있다.

10년 가까이 환자를 돌보는 간병인 생활을 해온 이진(64세) 씨는 5, 6년 전부터 허리 통증이 심했다. 견디기 힘들어 2년 전부터는 주사 치료를 받았다. 구부정한 자세로 주사를 맞고 다시 견딜 만하면 일상생활을 그대로 반복했다. 하지만 주사치료의 효과는 오래 가지 않았다. 어느 정도 시간이 지나면 다시 통증이 찾아왔다. 통증이 사그라지는 기간은 점점 짧아졌고 급기야 네 번째 주사를 맞았을 때는 아무 효과도 나타나지 않았다.

검사 결과 허리 디스크, 척추관 협착증, 척추 전방 전위증 등 대표적인 3가지 척추질환이 동시에 발병된 것으로 나타났다. 이런 경우 보존적 치료라고 하는 물리치료나 약물치료, 주사치료에 잠깐은 반

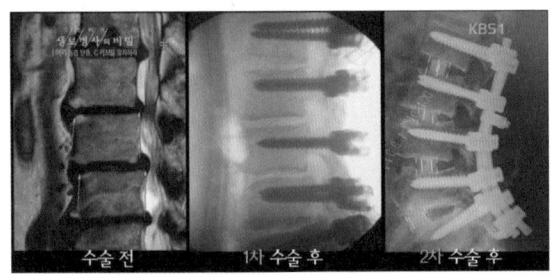

응을 하지만 그 기간은 점차 짧아져 결국에는 수술을 하게 된다. 수술은 2차에 나눠서 진행됐다. 우선 뼈와 인대를 제거해 짓눌린 신경을 풀어주고, 파열된 추간판을 인조 뼈로 대체해 척추의 정렬을 맞춰주었다.

김분심(69세) 씨는 50대부터 시작된 허리 통증이 심해지면서 응급실에 실려 간 날도 여러 번이다. 심한 노동과 집안일로 인해 허리에 퇴행성 변화가 찾아온 것이다. 신경이 지나가는 통로에 추간판이 돌출되어 있을 뿐만 아니라 인대도 두꺼워져 척추관 협착증도 생겼다. 증상이 심각해지자 혼자서 할 수 있는 일이라곤 앉아서 하는 걸레질이 전부였다.

갈수록 굽어가는 허리와 마비되는 듯한 자신의 다리가 원망스럽기만 했다. 여러 병원을 전전하며 수술 아닌 다양한 치료에 상당한 돈을 썼지만 별다른 효과를 보지 못했다. 갑자기 걷는 것도 어려워지자 스스로 쓸모없는 사람이 됐다는 생각에 살 의욕마저 잃게 됐다. 의료진은 수술을 제안했다. 자식들한테 짐만 된다는 생각까지 들자, 김분심 씨는 적극적인 치료에 나서야겠다는 결심이 섰다.

척추관 협착증 수술은 압박된 신경을 풀어주는 감압술이 기본이 된다. 척추관을 둘러싸고 있는 황색인대와 후관절의 일부분을 잘라 신경이 지나가는 공간을 넓히고, 추간판을 제거하고 남은 공간에 골대체재를 넣는다. 추간판이 사라진 공간에 골대체재만 넣어 놓으면 나중에 또다시 흔들리는 경우가 많이 생기기 때문에 뒤에서 나사못 고정술로 뼈와 뼈를 서로 붙이는 유합술도 함께 진행한다.

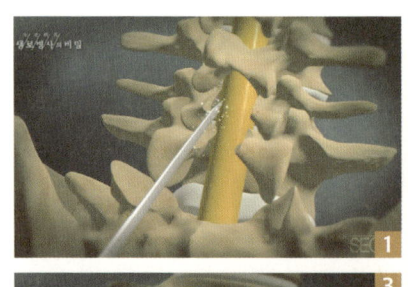
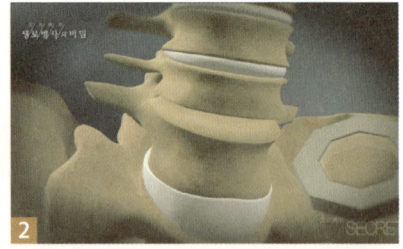
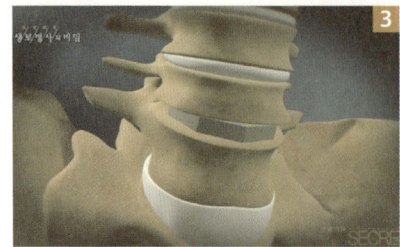
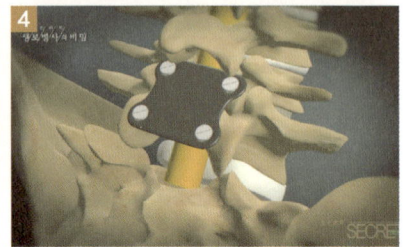

척추관 협착증 수술 과정

"처음에는 왼쪽 다리가 당기고 쏘고 아프고 그랬어요. '다리가 이상이 있나?' 이렇게 생각했는데 그게 척추에서 오는 거더라고요."

최기업(65세) _**척추 염증에 의한 말꼬리증후군**

"현장까지 나갔다가 갑자기 4번, 5번 추간판이 터져서 일도 못하고 거기에서 앰뷸런스를 타고 병원으로 왔죠."

오승렬(65세) _**추간판 탈출증**

"한 달 전부터 왼쪽 다리에 힘이 빠지고 엉덩이 쪽이 남의 살처럼 감각이 둔해지더니 소변 장애가 왔어요."

정태일(35세) _**동정맥 기형에 의한 척수신경 이상**

이처럼 어느 순간 갑자기 참을 수 있는 범위를 넘어선 극심한 통증이 일상생활을 덮쳐 정상적인 생활이 어려워지거나 마비·대소변 장애 등 심각한 신경 증상이 나타난 환자들은 마지막 단계인 수술 치료를 받게 된다.

척추 전문가들은 적기에 수술을 하지 않으면 통증과 함께 마비도 지속될 수 있으므로, 시기를 놓치지 않는 것이 중요하다고 말한다.

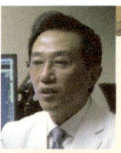

Doctor Says

극심한 통증과 신경 증상이 나타나면 수술해야 한다

의료진이 생각하는 수술의 원칙은 크게 두 가지다. 적절한 치료를 함에도 불구하고 일상생활을 못할 정도의 극심한 통증이 있거나, 신경 증상이 있는 경우다. 신경 증상이란 마비가 온다거나 대소변에 장애가 일어나는 경우로 힘이 떨어져서 보행 장애가 일어날 수도 있다. 수술을 너무 늦게 하면 신경 회복이 어렵기 때문에 반드시 적기에 수술해야 한다.

_김우경 교수(가천의대길병원 신경외과, 척추센터장)

그런데 다양한 척추 변형 수술에 대한 연구에 따르면 척추 변형 수술에서 절제 부분이 클수록 변형을 교정할 수 있는 능력은 향상되지만 다양한 합병증에 대한 위험성도 함께 증가하는 것으로 나타났다. 때문에 허리 통증 환자는 수술이 정말 필요한지 그렇지 않은지를 전문의와 상의해 신중히 결정해야 한다.

수술이 아닌 운동으로 통증을 이기다

11년 전, 대학원 졸업논문을 준비하느라 책상 앞에서 떠날 시간이 거의 없었던 박인석(40세) 씨는 그 후유증으로 사회생활을 시작하고 얼마 후 허리 디스크 진단을 받았다. 상태가 심각해 수술을 권유 받았지만 수술을 선택하지 않았다. 주변에서 허리 수술을 한 지인들이 재수술을 하고, 3차 수술을 하는 등 예후가 좋지 않은 모습을 보았기 때문에 수술만은 피하고 싶었다. 한 연구에 따르면 허리 디스크 수술을 받은 환자 중 13.4%가 5년 이내에 재수술을 받았고 7.4%가 1년 이내에, 10.5%가 3년 이내에 재수술을 받는다고 한다. 일반적으로 관리를 잘하면 재발률이 떨어지고, 관리를 잘 못하거나 무리를 가하면 재발이 잘 된다고 보고 있다.

박인석 씨는 기침만 해도 허리가 아프고, 다리를 끌고 다닌다는 표현이 맞을 정도로 상태가 심각했지만 수술을 하지 않고 극복을 해보겠다고 마음을 먹었다. 허리 디스크 진단 당시 먼저 스트레칭과 같은 가벼운 운동부터 시작했던 박인석 씨는 이후 근력 운동과 수영, 자전거 타기 등 여러 가지 운동을 병행했다. 허리 통증은 점차 사라졌다. 그런데 3년 전, 꾸준한 운동으로 관리를 잘 해오던 박인석 씨에게 갑자기 심한 허리 통증이 다시 찾아왔다. 수술을 마다하고 운동을 했던 그의 선택은 옳았던 것일까?

통증이 다시 온 시기는 한창 운동에 재미를 느껴 조금 과하게 여러 운동을 했던 시기였다. 운동이 무조건 통증을 줄여 주는 것은 아니므로 항상 재손상에 주의해야 한다. 추간판 내부 손상은 일반적으로 2년 정도가 지나면 회복된다고 한다. 하지만 환자들 중에는 10년 이상 허리 통증으로 고생하는 환자들도 많다. 대부분 추간판이 아물어 갈 때쯤 다시 한 번, 혹은 여러 번에 걸쳐 재손상을 입은 경우이다.

허리 통증을 호소하는 환자들 중에 운동이나 스트레칭을 한 후 허리 통증이 줄었다고 하는 이들이 많지만 의료진은 모든 운동이 다 허리 통증에 도움이 되지는 않는다고 이야기한다. 통증이 심하지 않은 상태에서 허리 근육을 강화하면 통증이 줄어드는 효과를 볼 수 있지만 강도 높은 운동을 계속하면 오히려 허리에 무리를 가하게 된다는 것이다.

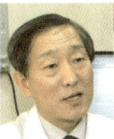

Doctor Says

척추의 균형을 맞춘다는 생각을 먼저 해야 한다

"잘못된 운동, 자세, 습관 때문에 허리 통증이 늘어난다. 회전과 구부림이 많은 운동은 하지 않는 것이 좋다. 허리만 강화하면 된다고 생각하기보다 척추의 균형을 맞춘다는 생각을 먼저 해야 한다.
윤도흠 교수(연세대 세브란스병원 신경외과)

일반적으로 어떤 동작을 하거나 운동을 했을 때 약 2시간 이상 통증이 쭉 유발된다면 운동을 멈추거나 운동량을 줄여야 한다. 이를 지키지 않고 운동을 계속하면 몸에 이상이 발생한다. 통증을 느끼는 경우와 아직 통증이 없는 경우, 그리고 개인의 허리 상태에 따라서 적합한 운동법이 다르다. 때문에 환자 스스로 판단해 운동 방향을 결정하는 것은 오히려 해로울 수 있다. 통증이 있거나 수술을 했다면 전문가의 의견을 듣고 참고해야 한다. 허리의 C자 곡선을 유지하는 범위 내의 운동을 적정 시간 동안 하는 것이 최선이다.

허리 통증을 잡고
척추노화를 막는 생활습관

무거운 물건을 들거나 격한 운동은 금지

　허리 통증 환자들을 살펴보면 생활 속에서 허리 통증을 키워온 경우가 대부분이다. 허리 통증의 재발을 막고, 척추의 노화를 늦추기 위해서는 생활의 변화가 필요하다.

　인천에 사는 정명수(35세) 씨는 7년 전부터 허리에 통증이 나타났다. 운동을 하고 나면 2~3일씩 아팠지만, 잠시 통증이 사라지면 이내 근육통이나 허리 디스크 정도일 거라 생각하고 가볍게 넘겼다. 그렇게 통증을 참고 넘기는 것이 습관이 되자 병원에 가지 않는 것이 일상이 되었다. 그러나 통증은 계속됐고, 뒤늦게 병원을 찾은 정명수 씨는 강직성 척추염을 진단받았다. 강직성 척추염 때문에 2차례나 수술을 받은 정명수 씨에게 얼마 전에 또 사고가 났다.

　가정의 생계를 위해 하루라도 빨리 몸을 추스르고 싶은 욕심에 운동을 과하게 했던 것이 화근이었다. 젊은 시절부터 체력에 자신이 있었고 평상시 해오던 근력 운동이라 가볍게 생각한 것 역시 문제였다. 등과 허리 근육을 만들기 위해 역기 들기 운동을 하다 갑자기 '뻑'하는 소리와 함께 허리 통증이 재발했다. 하루가 다르게 커져가는 통증에 병원을 찾은 정명수 씨는 2차 수술을 받은 뼈의 위쪽 뼈가 또다시 골절됐다는 이야기를 들었다.

　강직성 척추염의 경우, 염증이 오랜 기간 지속되면 움직임이 둔

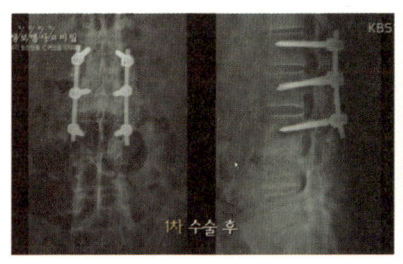
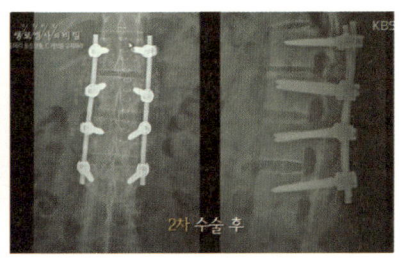

해지기 때문에 무조건 쉬는 것은 좋지 않지만 무리한 운동은 화를 부를 수 있다. 정명수 씨는 골절된 부분을 나사로 고정해서 하나의 뼈처럼 붙게 만드는 유합술을 다시 받았고, 연장했던 나사를 한 번 더 연장해야만 했다. 수술로 뼈는 단단해지지만 무리한 힘이 가해지면 그만큼 부러지기도 쉽다.

세 차례나 척추뼈가 골절된 정명수 씨는 수술 이후 일상생활을 어떻게 하는 것이 좋을까? 전문가들은 허리 통증이 있거나 수술을 한 경우는 관리를 더 잘해야 한다고 강조한다. 가벼운 운동은 필요하지만 통증이 없었던 이전처럼 격한 운동으로 허리에 무리를 가하

강직성 척추염

강직성 척추염은 척추에 염증이 발생하고 점차 척추 마디가 굳어지는 만성적인 질환이다. 엉덩이 관절부터 요추, 흉추, 경추로 올라가면서 척추 마디가 굳는다. 척추는 뼈와 추간판이 있어서 굽히거나 늘이고 펼 수 있는 특징을 갖고 있는데, 강직성 척추염이 진행되면 뼈와 추간판이 하나의 뼈처럼 붙어가면서 굽히거나 늘이는 일이 자연스럽지 않게 된다. 심할 경우 연쇄 척추뼈 골절을 불러온다.

면 또다시 허리 통증이 재발할 수 있다. 그렇기 때문에 무거운 물건을 들거나 격한 운동을 하는 것은 반드시 피해야 한다.

허리를 위한 올바른 체조와 스트레칭

일본의 카가와 현 타카마츠 시의 노인 보건시설인 사츠키 소는 사회적 지원이 필요한 고령자들을 위해서 운영되는 복지시설로 몸을 가누기 힘든 중증 고령환자들을 돌봐야 하는 경우가 대부분이다. 허리를 자주 숙여야 하는 일이 많아 만성적으로 허리에 힘이 가해질 수밖에 없는 일의 특성상 직원들 중에는 허리 통증을 호소하는 이들이 많다. 몇 년 전 이 시설의 요통 발생 직원은 무려 60%가 넘었다. 그리고 사태의 심각성은 날로 커져 허리 통증을 이유로 휴직계를 내는 직원들이 늘어났다. 휴직을 하는 직원이 늘면서 일상 업무가 원활하게 돌아가지 않았다. 자연스레 남은 직원들에게 돌아가는 부담이 커졌고 요통을 앓는 직원은 점점 더 늘어났다.

이를 타계하기 위해 경영진이 고안해낸 방법은 바로 체조였다. 아침마다 모든 직원이 모여 허리 통증을 예방할 수 있는 동작들로 짜인 체조를 했다. 복횡근을 강화하는 호흡으로 시작해 어깨를 돌려 뭉친 어깨를 풀어주고 고관절의 부담을 줄이기 위한 다리 동작을 이어갔다. 시간은 근무 시작 전 10분. 허리 통증이 특히 심한 직원들에게는 점심시간을 이용해서 보충 체조를 실시하도록 권유했다.

일주일에 두세 번 정기적으로 치료를 받으러 다닐 정도로 상태가 악화됐던 한 직원은 요통 체조 이후 허리 통증이 많이 줄었다고 말

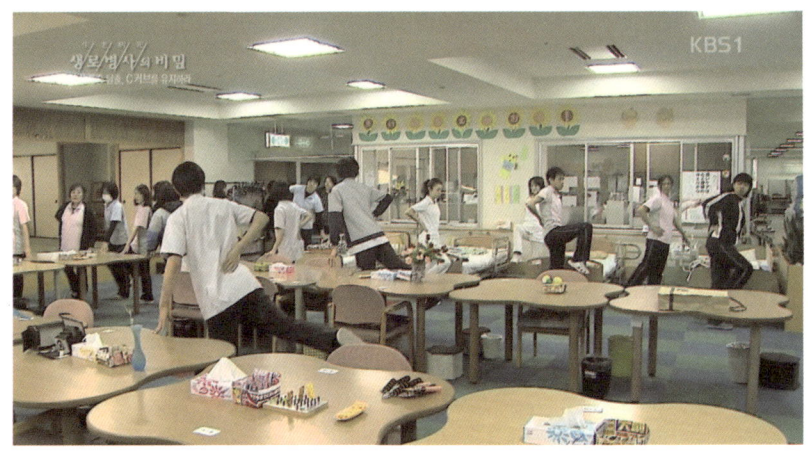

근무 시작 전, 체조를 하는 사츠키 소 직원들

했고, 요통 체조를 시작한 지 1년 정도 지나자 직원들의 몸은 가벼워졌고 허리 통증도 많이 사라졌다. 조사 결과를 통해서도 요통 예방 체조가 실제 효과가 있었음을 알 수 있다.

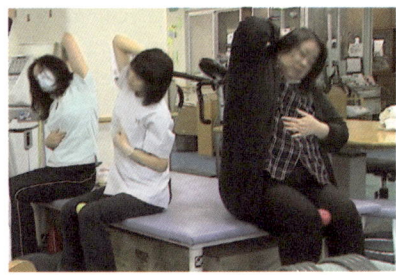

점심시간, 보충체조를 하는 직원들

13년 전 허리 디스크로 내시경 시술을 받았던 김해정(54세) 씨에게 언제부턴가 다시 허리 통증이 시작됐다. 자세를 바꿔 급하게 물건을 잡을 때나 허리를 숙여 세수를 할 때 갑자기 통증이 느껴졌다. 김해정 씨는 틈날 때마다 허리에 뜨거운 찜질을 해준다. 가끔씩 허리가 끊어질 듯한 통증을 느끼기 때문이다. 특히 저녁 시간이 되면 다리까지 저리고 쑤실 만큼 통증이 심해진다. 장마철과 겨울철에는 더욱 통증이 심해지면서 다리 저림까지 찾아온다. 이후 김해정 씨

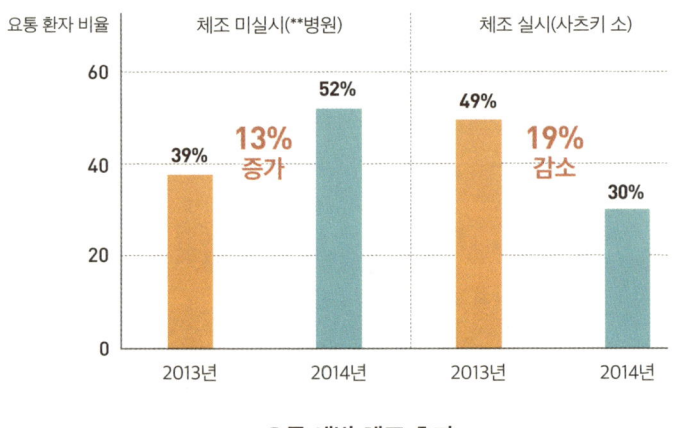

요통 예방 체조 효과

는 허리 통증을 줄이는 데 도움이 되지 않을까 싶어 허리를 구부리는 스트레칭을 했다. 스트레칭을 하고 나면 시원하고 통증이 줄어든 듯한 느낌을 들어 생각날 때마다 시도했다.

그런데 진료 결과, 김해정 씨가 해온 스트레칭은 오히려 허리에 무리를 주는 자세들이었다. 심각한 상태는 아니었지만 허리 디스크가 있던 곳 외에도, 뼈와 추간판이 맞닿는 부분에 경미한 손상이 발견됐다.

의료진에 따르면 이러한 자세는 스트레칭을 하는 순간은 시원한 느낌이 들지만 이 과정에서 추간판이 찢어지게 되고 찢어진 추간판 때문에 다음 날 아침에는 통증이 증가된다. 스트레칭을 하면 할수록 손상이 심해지는 악순환에 빠지고 마는 것이다. C자 곡선의 반대 방향으로 척추를 늘이는 운동이 아닌 스쿼트, 데드리프트, 자전거 타기, 러닝머신, 걷기 등 척추를 고정하면서 하는 등척성 운동을

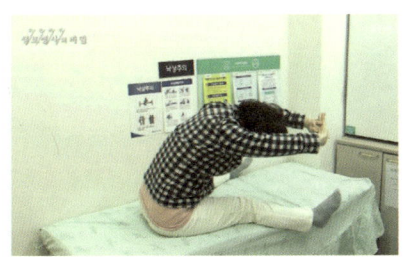 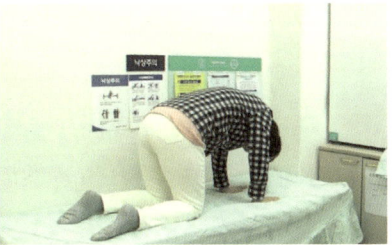

추간판을 탈출하도록 만드는 C자 곡선 반대 방향 자세는
절대 하지 말아야 할 스트레칭 자세다.

해야 한다.

허리는 서 있을 때나, 앉아 있을 때나, 걸을 때 모두 C자 곡선을 유지하는 요추전만 자세가 가장 좋다. 허리 통증의 운동치료 효과에 관한 연구 내용 중 운동 방향에 따른 요통 개선 정도를 보면 요추전만 곡선, 즉 C자 곡선 방향으로 운동한 사람들의 통증 개선 효과는 94.4%로, 반대 방향이나 여러 방향으로 운동했던 경우에 비해서 월등하게 높았다.

추간판이 손상된 사람들, 허리가 아팠던 사람들, 지금도 아픈 사람들, 혹은 허리 수술을 받은 사람들은 그 모든 과정 속에서 추간판에 굉장히 강한 압력을 받는다. 이때 잘못된 자세로 과한 운동을 하는 것은 절대 금물이다. 올바른 스트레칭 자세를 바로 알고 실천해야 통증을 줄일 수 있다. 항상 요추전만 곡선, 즉 C자 곡선을 유지하는 범위에서 운동해야 한다.

C자 곡선을 유지하는 4단계 스트레칭

각 단계를 차례대로 진행한다. 자신이 통증을 느끼지 않는 단계의 자세를 20분간 천천히 반복하는 것이 가장 좋으며 무리해서 다음 단계의 스트레칭을 하지 않는다.

1단계 ▶ 허리 통증이 있을 때

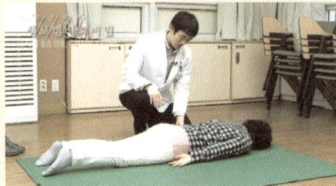 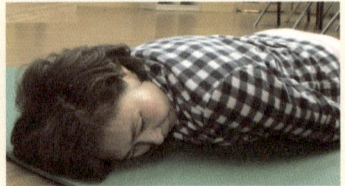

엎드려 코로 숨을 들이쉬고 입으로 내쉬며 이완시킨다.

2단계 ▶ 허리 통증이 없을 때

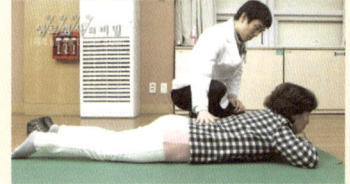 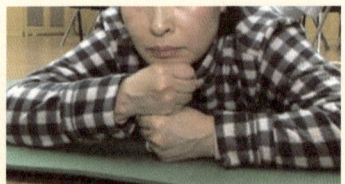

엎드린 자세에서 주먹을 포개서 턱 아래에 괸다.

3단계 ▶ 허리 통증이 전혀 없을 때

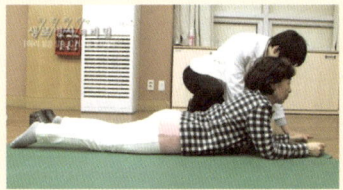 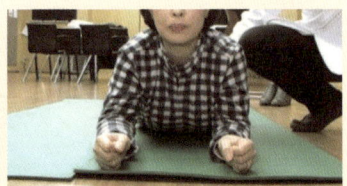

엎드린 자세에서 팔꿈치를 직각으로 받치고 상체를 든다.

4단계 허리 통증이 전혀 없을 때

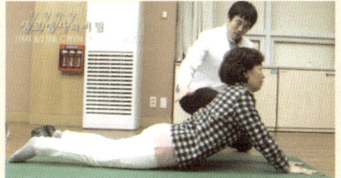 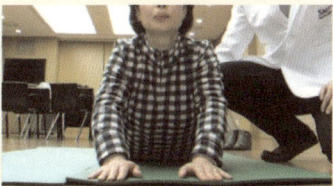

엎드린 자세에서 손바닥을 짚고 팔을 쭉 편다.

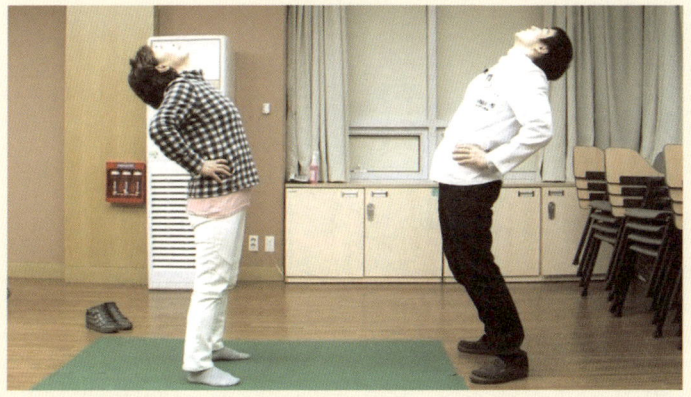

앉은 자세에서도 스트레칭이 가능하다. 고개를 젖히고 가슴을 열어 숨을 들이마신다. 그 자세에서 5초간 멈췄다가 서서히 숨을 내쉬며 처음 자세로 돌아오면 된다. 효과가 가장 좋은 스트레칭은 서서 하는 스트레칭이다. 먼저 발을 어깨넓이로 벌리고 숨을 크게 들이마시며 골반을 앞으로 내민다. 허리를 뒤로 젖힌 상태로 5초간 멈췄다가 천천히 숨을 내쉬면서 제자리로 돌아온다.

근육으로 척추를 바로 세우는 '자연복대' 훈련

머리라는 무거운 것을 지탱하는 막대기를 상상해보자. 그냥 일자인 막대기가 지탱하는 게 나을까, 목과 허리의 C자 곡선이 살아 있고 용수철 같은 S자 막대기가 지탱하는 것이 나을까? 척추의 노화를 늦추고 건강한 허리를 위해서 C자 곡선을 유지하는 것은 굉장히 중요하다. C자 곡선을 유지하는 좋은 방법은 허리를 감싸는 근력을 키우는 것이다. 허리 주변 근육을 키워 복대처럼 활용하면 척추뼈가 받는 부담을 줄여주면서 노화도 막을 수 있기 때문이다. 전문가들은 척추 주변 근육을 발달시켜 척추의 부담을 줄여주는 것을 '자연복대 효과'라 부른다. 실제 요통환자의 자연복대 운동 효과에 관한 연구결과에 따르면, 자연복대 훈련을 실시한 그룹의 통증 감소 효과가, 실시하지 않은 그룹에 비해서 2배 가까이 큰 것으로 나타났다. 척추를 앞뒤로 둘러싼 근육들이 발달하면서 마치 허리에 복대를 찬 것처럼 척추뼈를 잡아주고 지지해주기 때문에 통증이 줄어드는 것이다.

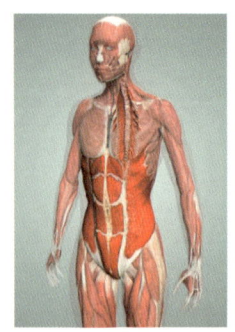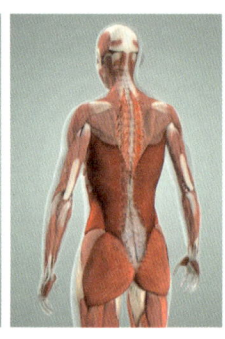

허리를 지지해주는 척추 주변 근육

허리 통증이 있거나 수술을 한 경우라면 특히 복대 효과를 일으킬 근육들을 단련시킬 필요가 있다. 자연복대 효과를 만들어줄 훈련 방법은 의외로 단순하다. 숨을 들이쉴 때 배를 내밀고, 숨을 내쉴

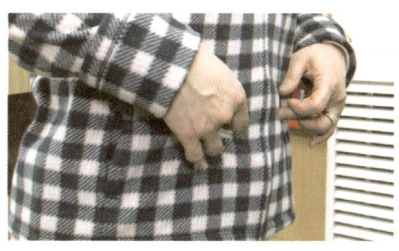 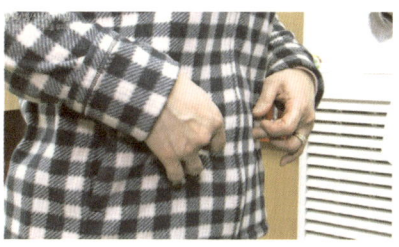

| 들이쉴 때 | 내쉴 때 |

때 배를 집어넣는 복식호흡을 하면서, 숨을 들이쉰 상태로 5초간 멈추고 다시 내쉬기를 반복한다. 익숙해지면 멈추는 시간을 10초, 20초로 점점 늘려나간다.

일상생활 속에서 좋은 생활 자세를 유지해 척추 부담을 줄이려는 노력도 중요하다. 가벼운 물건도 되도록 허리만 굽혀 들지 말고 무릎을 구부려 앉아 들고 일어난다. 운전을 할 때에는 등받이가 젖혀져 있는 자세나 차창에 팔을 올려놓는 자세를 피하고 등받이를 15도 정도의 각도로 세우고 엉덩이와 등을 등받이에 밀착시킨다. 바닥에 앉을 때에는 벽에 엉덩이를 바짝 기대어 일자로 앉고, 의자에서는 다리를 꼬거나 엉덩이를 앞으로 빼 비스듬히 앉기보다 의자를 당겨 앉는다. 무릎을 엉덩이보다 높게 두면 디스크가 받는 압력이 줄어들어 척추가 받는 부담이 훨씬 적어진다.

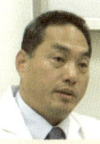

Doctor Says

자연복대를 한 상태에서 정확한 걷기만큼 좋은 운동은 없다

" 자연복대를 한 상태에서 정확한 동작으로 걷는 것만큼 좋은 허리 운동이 없다. 특히 추간판이 많이 손상된 환자일수록 운동도 가려서 해야 한다. C자 곡선을 잘 유지하고 허리에 부담을 주지 않는 과정을 통해 손상된 추간판이 잘 아물게 된다.

_정선근 교수(서울대병원 재활의학과)

PLUS PAGE

척추수술 해야 할까? 말아야 할까?

환자들이 가장 통증을 많이 느끼는 부위가 어디일까? 대한통증학회가 발표한 자료에 따르면 '척추'가 58%로 가장 높게 나타났다. 척추 통증을 이기지 못해 많은 환자들이 수술이라는 선택을 한다. 지난 5년 간, 척추수술을 받은 환자는 84%나 증가했다. 2014년 '통증의 날'을 맞은 대한통증학회에서는 척추 수술이 과도하게 이뤄지고 있다고 발표했다. 통증을 없애기 위해 수술만이 최선은 아니라는 이야기다. 수술 부작용 역시 간과할 수 없기 때문에 수술 결정은 더욱 신중해야 한다.

노화로 나타나는 대표적인 퇴행성 척추질환 중 하나인 척추관 협착증은 신경이 지나가는 통로가 좁아져 신경이 눌리면서 다리 저림과 통증을 유발하는 질환이다. 보통 척추관 협착증 수술 시에는 나사못으로 척추를 고정하는 유합술이 함께 시행된다.

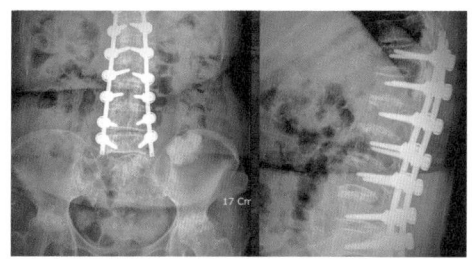

척추유합술 후 엑스레이 모습

유합술을 받은 관절은 움직이지 않는 관절이 되기 때문에 그 위나 아랫부분의 다른 관절 부위가 더 많은 운동을 하게 된다. 과운동으로 인해 문제가 생길 수 있는 것이다. 이러한 수술 부작용 가능성에 대한 걱정에도 불구하고 많은 척추질환 환자들은 통증 때문에 수술을 선택하고 있다. 과연 수술은 꼭 필요한 것일까? 척추 통증을 수술 없이 치료할 수는 없는 걸까?

환자들은 대부분 척추 통증이 완치될 거라 믿는데, 척추수술에 대한 척추학회 조사에 의하면 척추수술 환자의 약 23%만이 척추수술에 대해 만족한다고 답했다. 환자의 기대와 달리 수술의 만족도가 높지 않거나, 수술 후에도 통증이 재발하거나 합병증 부작용으로 고생하는 환자들이 77%에 달한다. 수술을 권유 받은 환자라면 정말 수술이 필요한지 다른 방법은 없는지 현명한 선택을 해야 한다.

수술을 하지 않고 진통제로 통증을 조절하면서, 주사 요법과 꾸준한 운동을 통해 자연적으로 허리 통증 질환을 치료하는 보존적 방법이 있다. 보존적 치료를 진행한 중증 환자들을 7년 간 추적 관찰한 연구 결과에 따르면, 환자들의 83%가 2년 만에 자연적으로 치유됐거나

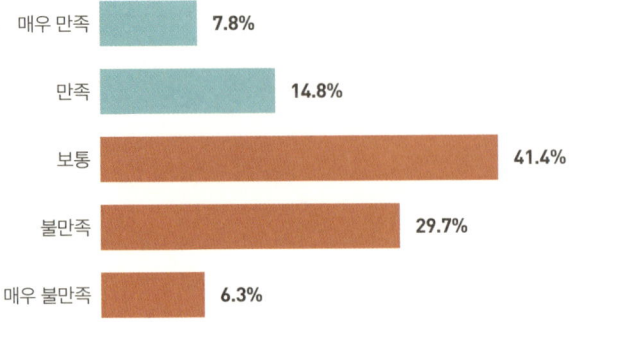

척추수술 만족도

지속적인 회복을 보였다고 한다. 그렇다면 탈출됐던 추간판 내 수핵은 어떻게 된 것일까?

 탈출된 추간판 내 수핵은 처음에는 수분기를 많이 머금고 있지만, 시간이 지나면서 서서히 수분이 마르고 쪼그라든다. 그리고 우리 몸의 면역을 담당하는 대식세포가 튀어나온 조직을 파괴해 자연적으로 소멸되도록 돕는다. 추간판 탈출이 심할수록 반응이 잘 일어나고 재흡수도 잘 된다. 수술을 해야 된다고 생각했던 거대 추간판 탈출 환자가 보존적 치료로 상태가 좋아진 사례는 이를 뒷받침해준다.

 좌골신경통은 허리 디스크의 대표적 증상이다. 추간판의 수핵이 탈출하면 좌골신경의 뿌리와 신경절이 압박을 받게 되고 그 주위에 엄청난 염증이 발생한다. 마치 고압전류가 흐르거나 고춧가루를 뿌린 것 같은 통증이 오는데 이것이 바로 좌골신경통이다. 하지만 엉덩이와 다리 쪽으로 느껴지는 통증은 시간이 지나면서 서서히 줄어든다. 탈출수핵이 자연적으로 사라지면서 통증도 사라진 것이다.

허리 통증이 자연적으로 줄어든다는 것을 뒷받침해주는 흥미로운 연구결과도 있다. 해외 연구팀은 추간판 탈출로 인해 엉덩이와 다리 쪽에서 통증을 느끼는 환자들을 두 그룹으로 나눠서 스테로이드 주사와 진통소염 약효가 없는 생리식염수를 각각 투여했다. 6개월 이후에 두 그룹의 통증 감소를 비교해 보니 큰 차이가 나지 않았다.

이런 자연 치유에 관한 연구 결과를 놓고 전문가들은 보존적 치료를 우선시 하는 것을 권장하며 수술을 서두를 필요가 없다고 말한다. 또한 '이왕 해야 할 수술, 빨리 한다'는 개념을 바꿔야 한다고 말한다. 수술이 완벽해 10년, 30년 쭉 유지가 잘된다면 좋겠지만 그렇지 않을 수도 있으므로, 현재 상황이 수술을 꼭 해야 하는 상황인가를 먼저 판단해야 한다.

보존적 치료를 충분히 한 다음에 수술을 선택해도 늦지 않다. 가장 낮은 단계로 약을 먹고 물리치료를 받는다. 그래도 낫지 않으면 신경주사 치료를 진행한다. 그다음이 수술이다. 가장 낮은 단계에서 치료를 시작하고 수술은 가장 나중에 하는 것이 좋다.

휘어지는 척추·심해지는 통증, 척추측만증

척추측만증은 말 그대로 척추가 옆으로 휘는 병이다. 마디마디가 회전하면서 비틀어지는 변형을 동반한다. 제때 치료하지 않고 방치하면 결국 척추가 틀어지고 휘어지게 된다. 변형이 심한 경우엔 주위의 장기를 압박해 심각한 합병증까지 불러올 수 있다. 척추가 휘어지면서 통증을 불러와 노년의 삶을 위협하는 척추측만증, 그 치료법과 예방법에 대해 알아보자.

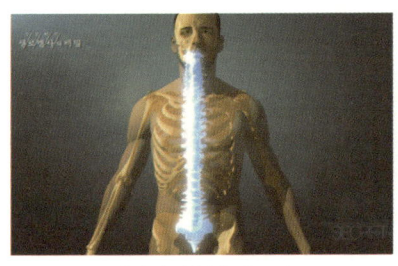 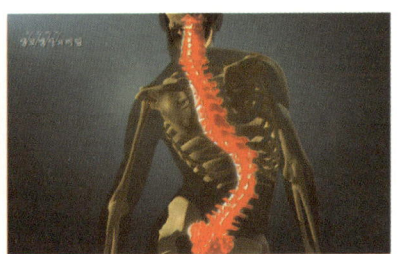

정상적인 척추의 모습 　　　　　변형된 척추의 모습

몸속 S라인이 무너져 생기는 척추 변형 질환

　우리 몸의 중심축 역할을 하고 있는 척추는 7개의 경추와 12개의 흉추, 5개의 요추, 그리고 4개의 미추를 포함해 총 33개의 뼈로 구성되어 있다. 정상적인 척추는 앞에서 봤을 때 일자 모양이다. 그러나 알 수 없는 원인에 의해 척추가 틀어지고 휘어져 S자의 형태가 되기도 하는데, 이때 10도 이상 휘어진 모습을 보이면 '척추측만증'이라고 한다. 측만증이 시작되는 10도에서 20도 이상으로 변형되면 척추가 곡선을 이루기 시작하고, 더 악화되면 흉곽 내의 기관이 눌릴 정도의 심한 척추 변형이 진행된다.

　청소년에게는 특발성 척추측만증이 가장 많다. '특발성'이란 원인을 모른다는 의미다. 척추측만증은 성장하면서 휘어지는 경향이 있어 그 시기에 치료를 받지 않으면 계속 휘어진다. 심한 경우에는 80도까지 휘어지는 경우도 있다. 14살 때 처음 척추측만증 진단을

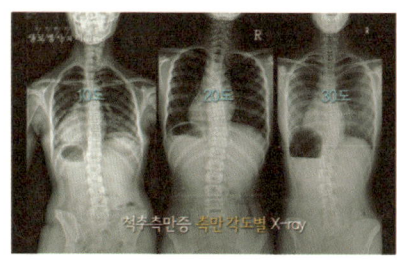 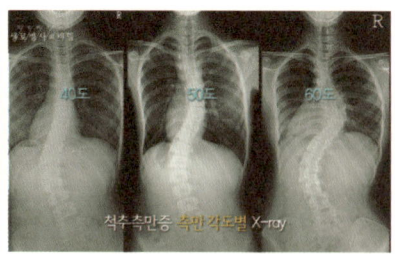

받았던 40대 중반의 정은경(45세) 씨는 초등학교 때 이후로 목욕탕에 가본 적이 없다. 자신의 등과 허리를 바라보는 시선 때문에 공공장소에서 옷을 벗는 일은 피하게 됐다. 성장하면서 목과 등, 허리에 지속적인 통증이 이어졌다. 만원버스를 탈 때나 지하철에서 누군가와 부딪힐 때는 통증이 더 심했다. 참을 수 없는 고통이 계속되자 정은미 씨는 병원을 찾았다.

의료진이 확인한 정은경 씨의 척추는 갈비뼈가 돌출될 정도로 변형이 심각하게 진행돼 있었다. 정은경 씨의 흉추는 이미 57도까지 휘어 있었다. 30년을 방치해 이미 몸이 휘어질 대로 휘어진 것이다. 정은경 씨는 조금이라도 빨리 대응하지 못한 게 후회스러웠다. 일반적으로 청소년기에 나타나는 특발성 척추측만증은 가족들에게 쉽게 노출된다. 함께 목욕을 하다가 등이 돌출된다든가 어깨 높이가 다르다든가 가슴의 크기가 다르게 보여 병원을 찾는 경우가 많다. 그러나 그 시기에 증상을 대수롭지 않게 여기고 적절한 치료를 받지 않으면 상태는 점점 심각해진다. 척추는 조용히 그리고 서서히 기울어진다. 그렇게 한번 휜 척추는 쉽게 펴지지 않는다. 발견과 치료가 빠르면 빠를수록 좋은 이유다.

성인의 경우는 퇴행성 질환으로 인한 측만증이 가장 많다. 퇴행성 측만증은 척추 전방 전위증, 척추관 협착증, 골다공증성 압박골절 등 다양한 질환의 영향으로 나타난다.

가장 쉽게 확인할 수 있는 척추측만증 전조증상은 '체형 불균형'이다. 정면으로 섰을 때 어깨의 높낮이가 다르거나, 몸이 기울어져 걸음걸이가 바르지 않을 때 척추측만증을 의심해볼 수 있다. 척추측만증이 의심될 때는 스스로 점검해볼 수 있다. 두발을 똑바로 모으고 무릎을 편 후 허리를 90도로 구부린 다음 뒤에서 각도를 잰다. 신체검사 상 5~7도, 엑스레이 검사 상 10도 이상이면 척추측만증이라고 진단한다. 그냥 봤을 때도 어깨 높이가 많이 차이가 나거나 한쪽 등이 확연히 튀어 나와 있다면 척추측만증일 확률이 높다. 척추측만증은 극심한 허리 통증을 유발하며 호흡 곤란을 일으키는 합병증까지 불러올 수 있기 때문에 조기 발견과 적절한 치료가 가장 중요하다.

퇴행성 척추측만증의 주요 증상, 극심한 통증

75세의 박대순 씨는 퇴행성 척추측만증을 앓고 있다. 측만증 때문에 움직임이 불편해졌고 집안 청소도 앉아서 한다. 허리와 다리

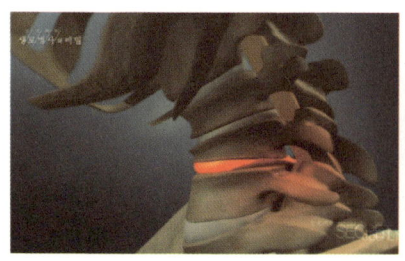 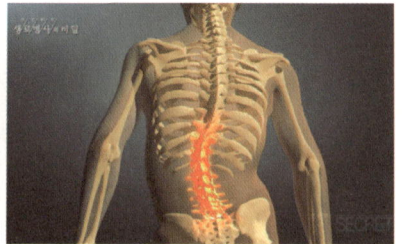

노화로 인해 내려앉고 변형된 척추

의 통증은 이루 말할 수 없다. 잠깐 걷는 것조차 힘에 부쳐 몇 발짝을 떼지 못한다. 이내 다시 걷지만 허리를 받쳐야 할 정도로 고통스럽다. 어느새 손수건은 외출 필수품이 됐다. 걷다가 아프면 어느 곳이든 주저앉아 쉬어야 하기 때문이다.

퇴행성 척추측만증은 나이가 들어가면서 진행되는 척추 변형질환이다. 척추의 골밀도가 약해지면서 척추뼈가 찌그러져 내려앉고 척추가 무너지면서 압박을 받게 된다. 이 압박은 자연스럽게 신경에도 전달되어 극심한 통증을 불러온다. 변형이 심해질수록 좌우가 틀어진 척추뼈 사이로 신경이 끼어들면서 통증은 더욱 심해진다.

고려대학교 의료원에서 발표한 연구 조사에 따르면, 60대 이상의 노인 중 35.5%가 '척추측만증'을 진단 받았다고 한다. 노인 척추측만증 환자가 느끼는 골반과 허리 부위의 통증은 일반 노인들에 비해 2배나 높았다. 대부분 나이 탓으로 돌리게 되는 퇴행성 척추측만증은 노화의 자연

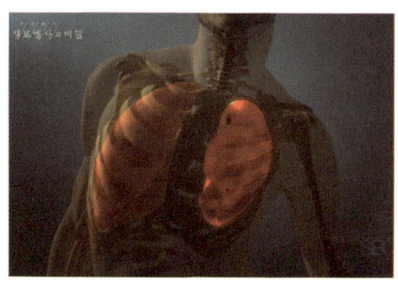

스런 현상이 아니라 심각한 수준의 통증을 불러오는 병이다.

한편 척추측만증이 계속될수록 심각한 합병증이 생길 위험도 올라간다. 척추가 급격히 휘면 내장 기관을 감싸는 흉곽이 줄어들면서 폐를 압박하게 된다. 폐의 용적이 작아지고 갈비뼈가 다닥다닥 붙어 장기를 누르기도 한다. 특히 측만 각도가 65도 이상으로 커지면 내부 장기를 압박할 위험은 더 커진다. 후방감압 유합술과 같은 수술을 해주지 않으면 장기에 2차적인 손상을 받을 수도 있다. 허리가 끊어질 듯 아픈 통증이 유발되기 전에 정확한 진단을 받고 치료하는 것이 무엇보다 중요하다.

>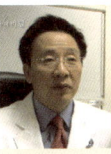
> **Doctor Says**
> 측만증 척추가 S자로 휘는 것은 몸의 방어력 때문이다
>
> " 허리가 C자 모양으로만 크게 휘면 계속 한쪽으로 몸이 기울어지게 되어 보행이 힘들어진다. S자로 양쪽이 휘면 균형이 맞기 때문에 상대적으로 보행이 좀 더 수월하다. 보기에 안 좋고 키도 줄지만, S자로 휘는 것은 신체 기능을 가장 적게 나빠지게 하려는 몸의 방어력으로 인한 결과다.
> _김학선 교수(연세대 강남세브란스병원 정형외과)

통증을 해결하는 보존적 치료, 근력 강화 운동

퇴행성 척추측만증 환자에게도 보존적 치료의 효과는 유효하다. 협착증을 동반한 퇴행성 척추측만증으로 수년 동안 고생했던 박연이(75세) 씨는 척추 근력을 위해 시간이 날 때마다 틈틈이 스트레칭을 한다. 관절에 무리가 적으면서도 좌우 균형감 있게 근력을 기르는 데 효과적인 수영도 규칙적으로 하고 있다. 휘어진 허리를 펼 수는 없지만, 꾸준한 운동으로 통증을 완화시키자는 생각으로 수술

보다 보존적 치료에 초점을 두고 치료를 받아왔다. 덕분에 수술 없이도 척추측만증 악화를 방지하며 일상생활을 잘 유지하고 있다.

보존적 치료의 핵심은 척추를 받치는 '힘'을 키워주는 것이다. 퇴행성 척추측만증의 특징은 주로 척추의 아래 부위가 많이 휘어진다는 것이다. 심하지 않은 20~30도로 휘어진 상태에서 척추뼈가 옆으로 어긋난다. 이렇게 주저앉은 척추뼈를 세워주는 자세들을 반복해주는 것만으로도 통증이 훨씬 덜해진다. 그런데 척추를 세우려고 해도 근력이 없으면 척추는 자꾸 주저앉는다. 때문에 척추 근력 강화 운동의 주요 목적은 등과 허리의 근력을 발달시켜 발달된 근육이 척추를 곧게 받칠 수 있도록 해주는 것이다. 탄력성 있는 끈을 이용하는 사선 근력 운동은 척추를 곧게 세우는 데 효과적인 운동 중 하나다.

척추를 곧게 세우는 사선 근력 운동

운동 1

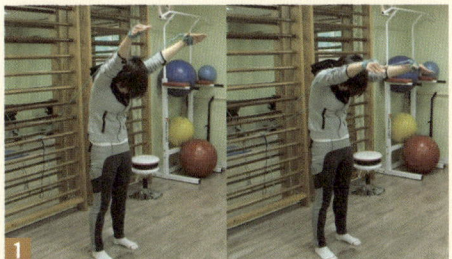

끈을 잡고 손을 위로 뻗었다 허리 옆으로 천천히 내린다.

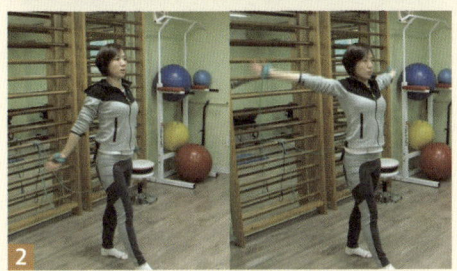

한 발을 앞으로 뻗으며 척추를 곧게 편 상태에서 팔을 뒤에서 앞으로 한 바퀴 돌린다.

운동 2

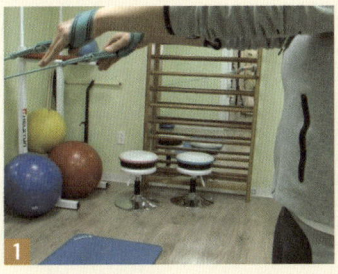 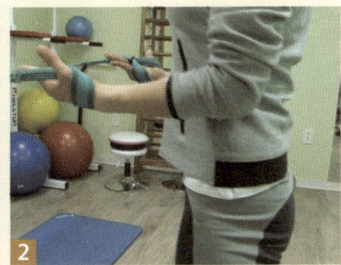

1 끈을 잡고 척추를 곧게 편 바른 자세로 선다.
2 팔꿈치가 벌어지지 않게 주의하며 팔을 몸쪽으로 당기고, 잠시 자세를 유지한다.

삶의 질을 되찾기 위한 치료, 수술

일반적으로 퇴행성 척추측만증은 세월이 흐를수록 통증의 고통이 심해진다. 퇴행성 척추측만증 외에 추가적인 척추질환이 있어 수술을 선택하는 경우도 많다. 엉치뼈가 빠질 것 같은 통증으로 괴로워하던 박대순(75세) 씨는 '걷게만 해달라'며 병원을 찾았다. 척추관 협착증이 동반된 전형적인 퇴행성 척추측만증 환자였다. 다리가 저리고 허리도 아팠다. 몸은 자꾸 앞으로 구부러지고 옆으로 찌그러지는 형태로 변화했다. 그러면서 함께 찾아온 통증은 고통 그 자체였다. 신경통까지 진행돼 걸음도 걸을 수 없는 지경이 되자, 박대순 씨는 수술을 선택했다.

박대순 씨는 퇴행성 척추측만증과 척추관 협착증 수술을 동시에 받았다. 통증의 원인을 없애기 위한 근본적인 수술로, 휘어진 것은 펴주고 잡아줄 것은 잡아서 신경이 눌려 있는 부분을 풀어주는 수술이었다. 25도로 휘어진 요추에 금속봉을 연결해 척추뼈를 바로 세웠다. 좁아진 척추관 때문에 압박을 받던 신경도 풀어주었다. 수술 후 옆으로 휘어져 있던 척추가 일자로 펴졌다. 의료진들은 무리한 활동만 하지 않는다면, 통증 없이 걸어 다닐 수 있으

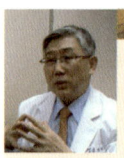

Doctor Says

수술 결정은 삶의 질이 어떤가에 달렸다

"대부분의 어르신들은 통증 관리 차원, 나아가 삶의 질 차원에서 수술을 결정한다. 아파서 돌아다니기가 힘들고, 심할 경우에는 일상생활 속 활동이 불가능해지기 때문에 통증이 얼마나 있느냐, 통증으로 인해서 삶의 질에 어떠한 영향을 받고 있는지에 따라 수술을 선택한다."

_김기택 교수(강동경희대학교병원 정형외과)

리라 기대했다.

강원도 산골마을에 사는 이은세(66세) 씨도 2년 넘게 몸 곳곳이 저리고, 쑤시는 만성적인 통증에 시달려왔다. 첫 통증은 무거운 양동이를 들 때 찾아왔다. 찌릿한 느낌과 함께 다리가 아파왔다. 이후 통증은 일상생활마저 곤란하게 했다. 염소, 가축들을 키우면서 청소하고 밥을 주는 하루 일과를 더 이상 유지할 수 없는 지경에 이르렀다. 참다 참다 찾은 병원에서 '퇴행성 척추측만증'을 진단받은 이은세 씨는 6개월 전 퇴행성 척추측만증 수술을 받았다. 수술 전에는 집 밖으로 나서는 것조차 힘에 부쳤지만 회복기를 거치며 조금씩 걷는 것이 가능해졌다. 거동이 가벼워지자 얼굴도 밝아졌다. 이은세 씨는 아프지 않고 다시 걸을 수 있게 된 것에 만족스러워 했다.

일반적인 척추측만증 수술은 만곡이 더 이상 진행되지 않도록 척추를 교정해 고정하는 수술이다. 만곡을 줄이기 위해 척추를 일자로 펴면서 휘어진 척추를 교정한다. 척추를 펴는 정도는 신경 손상

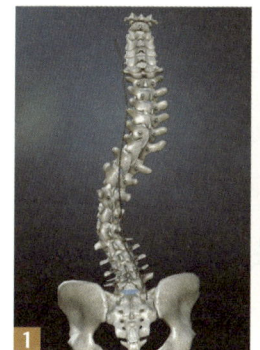 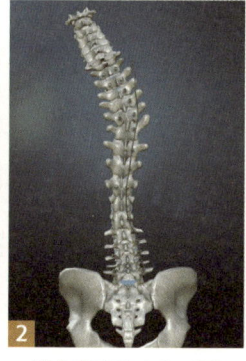 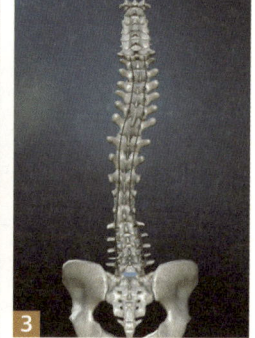

척추측만증 수술 과정

을 일으키지 않는 정도로 한정한다. 위치를 확인하면서 척추뼈에 나사를 박는데, 힘을 많이 받는 안쪽에는 나사를 많이 박는다. 금속봉을 대면서 휘어진 안쪽 골반부터 순차적으로 교정하면서 안쪽 나사와 연결한다. 바깥쪽 나사와도 금속봉을 연결하고 나사에 캡을 씌워 마무리한다.

허리 통증이 없다고 안심은 금물, 바른 자세를 유지하라

통증이 없어도 나이가 들어가면서 척추의 퇴행성 변화는 누구에게나 나타나기 마련이다. 다만 노화 속도에서 상대적인 차이가 날 뿐이다. 그렇다면 통증이 없는 경우는 허리가 건강하다고 할 수 있는 것일까? 제작진은 50대 이상이지만 허리 통증이 전혀 없는 이들의 허리 건강 상태를 체크해보았다.

먼저 척추뼈의 구조와 변화를 살펴보기 위한 엑스레이 촬영 검사를 실시했다. 다음으로 그네에 몸을 매달고 척추의 좌우대칭과 근력 차이를 측정해 보는 검사를 진행했다. 그리고 마지막으로 윗몸을 앞으로 굽히며 유연성을 테스트해보았다. 검사 결과 대부분 자신의 나이에 비해 건강한 허리를 유지하고 있었다. 다만 안두심(65세) 씨의 경우 통증은 없지만 척추 건강을 조심해야 될 상황이었다.

안두심 씨는 허리에 통증은 없지만, 운동을 해본 적도 없다고 했

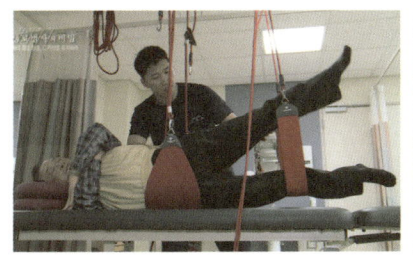 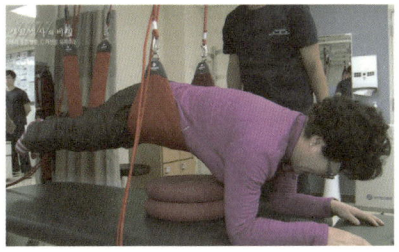

척추의 대칭과 근력 차이를 측정하는 검사

다. 42년 동안 시어머니와 친정어머니를 모시고 살았고 지금도 거동이 불편한 시어머니를 모시며 부축을 하거나 쪼그려 앉아 살림을 하는 일이 많다. 어린이집으로 손자를 데려가고 업어주는 일도 중요한 하루의 일과다. 이런 생활을 반영하듯 안두심 씨의 허리는 정상적인 일직선을 유지하지 못하고 있었다. 추간판도 수분이 빠져나가면서 딱딱해져 주저앉았고, 척추뼈 사이 간격이 좁아져 있었다. 지금 현재는 괜찮지만 앞으로 신경 쓰지 않으면 허리 통증이 생길 수도 있는 상태다.

의료진은 장시간 같은 자세를 취하지 말고, 쪼그려 앉아서 빨래를 하거나 살림을 하지 말라고 당부했다. 가급적이면 손으로 하는 작업들은 앉은 자세에서 의자에 앉아서 하는 게 좋고, 손주를 보더라도 반드시 중간에는 휴식을 가지면서 몸을 풀어주는 운동을 해야 한다고 강조했다. 몸을 방치하다 통증이 찾아올 수도 있는 만큼 골반과 척추의 바른 정렬을 위한 스트레칭 그리고 복부와 허리, 몸속의 중심을 단련하는 코어 운동 등을 생활 속에서 꾸준히 하는 것이 중요하다.

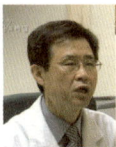

Doctor Says

바른 자세를
지켜야
노화 진행을 막는다

가급적이면 바른 자세를 취하려고 노력해야 한다. 척추뼈가 휘어진 자세로 일이나 생활을 계속하다 보면 척추뼈는 조금씩 무너져 내린다. 곧은 자세를 취하는 것이 허리 노화를 막는 첫걸음이다.

_서승우 교수(고려대 구로병원 정형외과)

허리 건강 체크에서 비교적 허리 건강을 잘 지킨 것으로 평가 받은 강희건(68세) 씨는 틈날 때마다 스트레칭을 한다. 다른 운동을 하기 위한 기초 훈련이기에 결코 빼먹지 않는다. 그리고 일주일에 3번씩 근력 운동과 자전거 타기를 번갈아 한다. 무엇보다 운동을 할 때 무리하지 않고 바른 자세를 유지하는 것이 강희건 씨만의 건강비법이다. 뼈 골격을 항상 바르게 해야 피로감이 덜하다는 강희건 씨는 일상생활을 하는데 바른 자세가 매우 중요하다는 것을 잘 알고 있었다.

이렇게 퇴직 후 10여 년 동안 꾸준히, 그리고 규칙적으로 운동을 해온 덕분에 강희건 씨의 척추는 또래보다 튼튼하고 건강하다. 전문가들은 척추를 젊게 유지하기 위해서는 바른 자세와 지속적이고 꾸준한 관리, 적절한 운동이 필요하다고 조언한다.

척추측만증이 의심될 때는 주저하지 말고 즉시 전문가에게 진단을 받아야 한다. 진단 검사는 간단하다. '내 몸의 균형이 좀 이상한 것 같다'고 느끼거나, 다른 사람들에게 "뒤에서 보니 걸을 때 조금 이상하게 걷더라"는 이야기를 들었을 때 병원에 가서 척추 엑스레이 사진 한두 장만 찍어보면 된다.

꼬부랑 허리,
치료는 물론 예방도 가능하다

노인 인구가 전체 인구의 10%를 훌쩍 넘어서면서 우리 사회도 고령화 사회로 접어들었다. 노인들의 가장 가까운 벗은 누구일까? 배우자일까, 자식일까 아니면 친구일까? 요즘 어르신들의 가장 가까운 벗은 바로 실버카(보조 보행기)라고 한다. 매일 함께 하고 힘들 때는 앉아서 쉴 수 있는 실버카는 손수레 겸 지팡이 그리고 의자의 역할을 한다. 노인들에게는 그만큼 친숙하고 편리한 도구이다.

실버카를 이용해야 보행이 편해질 정도로 심각한 허리 질환을 앓는 노인들의 가장 흔한 증상은 허리가 휘는 것이다. 보통은 '꼬부랑병', '척추관 협착증', '요부 변성 후만증' 등으로 불리는데, 학계에서는 이를 통틀어 '편평등증후군'이라고 한다. 허리를 비롯해 허벅지, 엉덩이, 종아리, 발 등 다리 부분이 저리고 아프기 때문에 다리 질환으로 오해하기 쉽다.

노년기에 편평등증후군을 앓게 되면 하늘을 보며 걷는 기쁨을 잃는 것은 물론 허리 통증으로 인해 삶의 질도 급격하게 떨어진다. 그럼에도 많은 사람들이 아직도 편평등증후군을 노화의 자연스러운 현상이라고 생각한다. 꼬부랑 허리는 예방도 치료도 가능한 질병이다. 편평등증후군의 예방과 치료법에 대해 알아보자.

세월이 만든 서글픈 훈장
꼬부랑 허리

김제에서 최갑순(76세) 씨는 수십 년간 농사일을 해왔지만 최근, 허리 통증 때문에 제때 마쳐야할 일거리들이 쌓여가고 있다. 몸이 아파도 농사일은 쉬지 않는다는 것이 농사꾼의 철칙이라 믿는 터라 하루 종일 쉬지 않으려 하지만 통증 앞에선 도리가 없다. 허리가 묵직하면서 불편했던 것이 엉덩이와 허벅지로 내려왔다. 엉덩이는 욱신거리고 어정쩡하게 굽힌 무릎이 쑤셔서 온몸에 진땀이 흐른다.

산과 바다가 함께 있는 충남 태안에는 드넓은 갯벌이 있다. 각종 어패류도 많이 나다보니 차디찬 바닷바람을 맞으며 굴을 채취하는

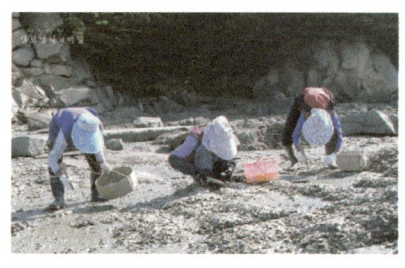 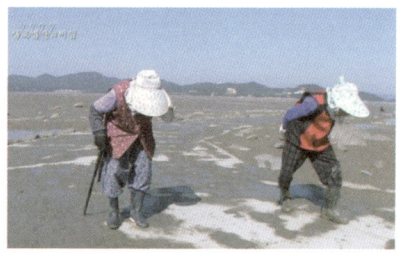

노인들이 많다. 전탱자(81세) 씨 역시 허리를 쪼그리고 앉아 석화 껍데기를 톡톡 쳐서 바구니에 담는다. 코가 땅에 닿을 듯이 숙인 허리로 갯벌을 마주하고 한나절을 보낸다. 전탱자 씨의 허리는 일이 끝나도 쉽게 펴지지 않는다. 갯벌과 함께 살아온 인고의 세월 덕에 허리는 굽고 몸은 작아졌다. 전탱자 씨는 갯일 하랴 밭일 하랴 맘 놓고 아플 겨를도 없었다고 이야기한다.

고강도의 노동을 요구하는 일 때문에 최갑순 씨와 전탱자 씨의 허리는 오늘도 끊어질 듯 아프다. 한 연구에 따르면 근골격계 질환의 경우 농림어업인이 61.5%, 비농림어업인이 25.13%로, 농림어업에 종사하는 사람들의 발생률이 다른 직종에 비해 2.4배 이상 높았다. 구부리거나 쪼그리고 앉는 작업 환경에서 꼬부랑병이 많이 발생하고 있는 것이다.

자세가 낮을수록, 앞으로 숙이거나 앉는 자세일수록 허리를 받치는 추간판은 심한 압력을 받는다. 허리가 계속 압력을 받다보면 추간판이 마모될 확률이 높아지고 척추 변형이 일어나게 된다. 허리 한번 펴지 못하고 일을 해 온 어머니들에게 꼬부랑 허리는 세월이 만들어준 서글픈 훈장이다.

척추 통증을 심화시키는
골다공증과 황혼 육아

　귀향 후 바쁜 농사일에 쫓기던 박경순 씨에게 허리 통증이 나타난 것은 한참 전이었다. 자녀들이 병원에 가보자고 해도 농사일을 두고 갈 수가 없어 통증을 참으며 지낸 것이 수년째다. 허리에서 시작된 통증은 어느새 무릎과 다리까지 내려왔다. 한시도 쉬지 못한 박경순 씨는 세 번이나 척추가 부러지는 사고를 겪었다. 가벼운 부상이었음에도 모두 골절로 이어졌다. 검사를 통해 알아낸 박경순 씨의 문제는 바로 골다공증이었다.

　우리 몸에서는 뼈의 리모델링이 끊임없이 진행된다. 파골세포는 오래된 뼈를 파괴하는 역할을 한다. 만약 여기서 끝난다면 뼈는 계속 약해지기만 할 것이다. 하지만 건강한 뼈를 만드는 조골세포의 활동으로 뼈는 새롭게 채워진다. 나이가 들어도 건강한 경우, 뼈의 새로운 재구성 과정은 지속적으로 일어난다. 대략 10년을 주기로 우리 몸 전체의 뼈가 새롭게 만들어지는데, 뼈의 리모델링이 원활히 이뤄지지 못하면 뼈는 점점 약해진다. 골절에 대한 위험이 높아지는 골다공증이 생기는 것이다.

　골다공증은 말 그대로 뼈에 구멍이 숭숭 뚫리는 병이다. 골다공증이 생기면 척추의 골밀도가 약해지면서 척추가 무너져 압박을 받게 된다. 이로 인해 압박골절이 쉽게 일어난다. 압박은 자연스럽게 신경에도 전달되기 때문에 통증을 심화시킨다. 결국 통증으로 인해

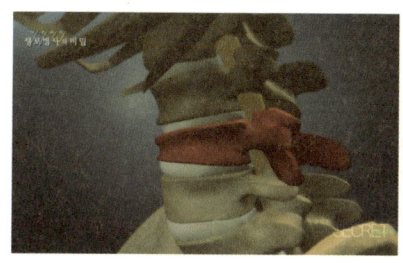 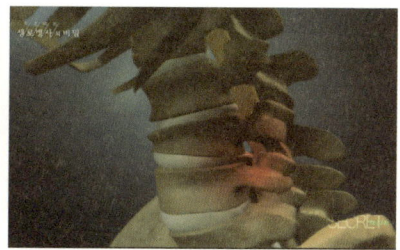

골다공증성 압박골절

구부정한 자세를 유지할 수밖에 없게 되고 서서히 꼬부랑병이 나타나게 된다.

  손자 손녀를 돌본 지 6년 째 접어든 임윤옥(64세) 씨는 손주를 등에 업고 내리고를 반복하면서 허리 통증이 날로 심해졌다. 손주들과 눈높이를 맞추기 위해 바닥에 앉은 자세로 계속 뒷바라지를 한다. 씻기고 먹이고, 보챌 때마다 업고 안아주는 일까지 여간 힘에 부치는 것이 아니다. 아이를 업고 내리기를 반복한 날은 잠을 잘 때 '아이고, 아이고' 소리가 절로 나온다.

  맞벌이 부부 비율이 증가하면서 조부모가 손주를 돌보는 '황혼육아'도 늘고 있다. 2006년 전체 결혼 가구 중 39.1%를 차지했던 맞벌이 비중은 2010년 41.4%를 기록했다. 이들 중 절반가량은 노부모에 아이를 맡기는 것으로 조사됐다. 국립국어원은 육아로 인한 노부모의 육체적·정신적 건강상 문제를 '손주병'이라 이름 붙이기도 했다. 실제 노부모가 감당하는 육아시간은 1주일에 5일, 하루 9시간 이상 수준으로, 현행 근로기준법에서 정한 주 40시간을 훌쩍 넘는다. 체력이 떨어진 노인이 4~10kg에 이르는 아이를 수시로 안

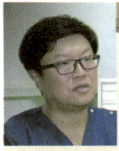

Doctor Says
허리 균형이 깨지면 보행이 불편해진다

골다공증과 같은 퇴행성 척추질환으로 몸의 균형이 깨지면 걷는 것이 불편해진다. 대부분의 노인들이 나이가 들면 유모차를 끌고 걷는 이유다. 허리 균형을 깨트리는 퇴행성 척추질환을 초기에 치료하지 않으면 평생 유모차를 끌고 다니는 불편을 감수해야 한다.
_김상범 교수(건양대병원 정형외과)

아 달래다 보니 손목과 허리에 심한 통증이 나타난다. 임윤옥 씨 역시 황혼 육아 이후 허리 통증이 부쩍 심해졌다.

제작진은 바쁜 일상으로 인해 병원에 가기를 미뤄왔던 임윤옥 씨와 함께 병원을 찾았다. 우선 허리 통증의 정확한 진단명이 무엇인지 알아보기로 했다. 몇 가지 검사를 거친 후, 임윤옥 씨는 척추 전방 전위증이라는 병명을 확인할 수 있었다. 척추 전방 전위증이 더 악화되면 뼈가 앞으로 눌려 나오게 되고, 점점 허리는 굽고 엉덩이는 나오게 된다. 꼬부랑 허리가 되는 것이다.

세월의 훈장처럼 당연시 여겨지는 꼬부랑병, 더 이상 방치해선 안 된다

수십 년 세월을 일만 해온 배종례(76세) 씨의 허리는 잔뜩 굽어있다. 자려고 누우면 농사일로 잊었던 통증이 다시 찾아온다. 다리가 저리고 당겨서 몸을 뒤척이다 보니 깊게 잠들기도 어렵다. 허리 통증은 수시로 다리로 내려가, 숨을 쉴 때도 앓는 소리가 섞여 나온다. 오랫동안 허리가 아팠지만 동네 의원에 가서 약을 타 먹고 주사를 맞는 것이 치료의 전부였다. 하지만 약과 주사의 효과는 일주일을 넘지 못했고 또 다시 통증이 심해졌다.

제작진과 병원을 찾은 배종례 씨는 진찰을 위해 침상에 누우려 했지만 자세가 잘 나오지 않았다. 허리가 휘어서 반듯하게 눕지 못했다. 간신히 자세를 바꿔 침상에 바로 누워보았으나 등은 뜨고 다리도 뻗을 수 없었다. 배종례 씨의 등은 의료진의 손이 들어갈 정도로 굽어 있었다. 전형적인 편평등증후군이었다. 근육이 없는 등이 침상 바닥에 닿자 허리 통증은 더 심해졌다. 나이로 인한 당연한 통증이라고 생각하며 지내는 사이 허리는 점점 더 굽어져 갔고, 척추 변형은 더 심해졌다.

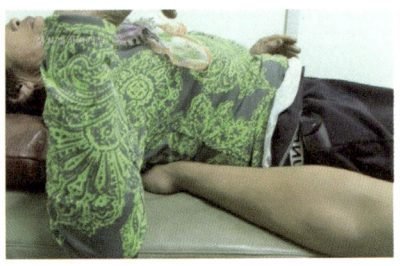

박인숙(81세) 씨는 통증 때문에 움직이는 것도 불편했지만, 심한 변비가 계속돼 화장실에 가는 것도 불편했다. 검사를 해보니 척추뼈 중 대소변과 관련된 부위인 요추 1, 2번에 협착증이 생긴 것으로 확인됐다. 대소변을 보기가 불편하고 보행에 지장이 생기고 나서야 병원을 찾은 박인숙 씨는 나이가 많지만 불편을 계속 감내하기보다 수술 치료를 하기로 결정했다.

허리 통증은 아픔과 함께 상상 이상의 불편함을 불러온다. 허리가 아프면 움직임이 불편해 활동량이 줄어들고 활동량이 감소되면

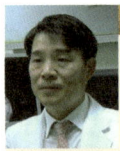

Doctor Says

허리를 펴야 보다 나은 삶을 누릴 수 있다

" 할머니들이 지팡이를 짚고 유모차를 밀면서 땅만 보고 걸어 다니는데 너무나 안타까운 현실이다. 치료를 포기하지 말고 숙련된 척추 전문의를 찾아 진료를 받거나 적절한 수술을 받으면 하늘을 쳐다보고 똑바로 걸을 수 있고 보다 나은 삶의 질을 누릴 수 있다.

_나화엽 전문의(분당제생병원 정형외과 전문의)

각종 합병증이 생기기 쉽다. 한 연구에 따르면 일반인에 비해 후만 변형 환자(허리가 앞으로 굽은 환자)의 사망률이 2.4배 더 높은 것으로 나타났다. 후만 변형 자체가 사망률을 증가시킨다기보다는 후만 변형이 됨으로 인해서 장기와 폐가 눌리고 심장이 압박되는 2차적인 장기 손상으로 인해서 사망률이 증가하는 것으로 보고되고 있다. 허리 변형으로 인해 건강하던 부분까지 활력을 잃게 만드는 악순환이 이어지는 것이다.

일반적으로 꼬부랑병의 원인으로 '허리 디스크'를 떠올리지만, 허리 통증이라는 하나의 증상에도 척추뼈가 어긋나는 전방 전위증, 척추관 협착증, 골다공증이 심해져 나타나는 압박골절 등 여러 가지 원인 질환이 있을 수 있다. 따라서 50세가 넘으면 병원 검진을 통해서 미리 대처하는 습관이 가장 중요하다. 허리가 굽는 것은 상당히 서서히 진행되는 과정이다. 하늘을 보면서 걸을 수 있는 행복한 노후를 위해 무엇보다 올바른 생활 습관을 가지는 것이 중요하다. 허리 통증을 미리 예방하고 제때 제대로 치료하면 노후는 활기차진다. 굽은 허리는 더 이상 감수해야 할 고통이 아니다.

고강도 운동보다 척추 근력을 키워주는
적절한 강도의 운동이 좋다

척추 근력 강화가 중요하다

당장 우리 눈에는 보이지 않지만 몸속에는 아주 중요한 S라인이 있다. 바로 척추이다. 목과 등, 엉덩이에 걸쳐 자리 잡은 척추가 완만한 곡선을 이루며 제 모양을 갖추고 제 기능을 할 때 건강한 척추라 할 수 있다. 그러나 우리 몸의 기둥인 척추의 꼿꼿하던 S라인은 나이가 들고 노화가 진행되면서 서서히 무너져 내린다. 척추 퇴행은 인생의 정점인 25살부터 진행되기 시작하는데, 척추가 변형되면 척추 안을 지나는 신경이 눌려 허리가 저리고 아프게 된다. 특히 허리를 똑바로 펴려고 하면 통증이 심하기 때문에 자신도 모르게 몸을 앞으로 구부리게 된다. 어르신 특유의 구부정한 걸음걸이와 꼬부랑 허리가 나타나는 이유다.

몸에 가해지는 압력은 자세에 따라 크게 달라진다. 일어선 자세는 몸에 116mmHg의 압력을 가한다. 이는 누웠을 때의 압력보다 6배 높은 수치인데, 만약 일어선 자세에서 허리를 굽히면 그 압력은 1/4로 감소한다. 때문에 통증을 줄이기 위해 굽은 자세를 계속 유지하게 되는 것은 일종의 몸의 보상작용이라고 볼 수 있다. 나이가 들수록 허리 주변 근육의 근력도 점점 떨어지기 때문에 몸은 더 앞으로 숙여진다.

사람의 몸은 650여 개의 근육으로 이루어져 있고, 근육은 뼈를

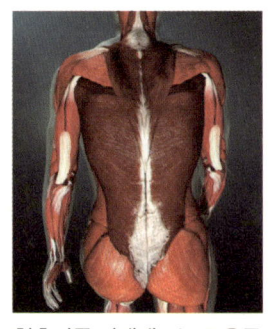
척추뼈를 지탱해주는 근육들

잡아주는 중요한 역할을 한다. 근육의 양이 부족하면 노화로 인해 추간판에 압력이 가해질 때 더 쉽게 허리 통증이 발생한다. 약해진 척추 근육이 주변의 뼈를 잡아주지 못하기 때문에 꼬부랑병에 이르게 되는 것이다. 근육의 양이 다소 부족하더라도 척추 근력 운동과 적절한 치료를 통해 척추뼈와 근육을 강화시키면 꼬부랑 허리가 되는 것을 막을 수 있다.

뼈 감소를 막아주는 수중 운동

제주 해녀들은 고령의 나이에도 꼿꼿하고 건강한 허리를 유지하고 있다. 벌어진 어깨와 곧게 편 허리가 자랑거리다. 제주에서 50년 동안 물질을 해 온 해녀 고송민(72세) 씨와 65년 이상 물질을 해온 라은(81세) 씨의 골밀도 결과는 놀랍다. 라은 씨와 고송민 씨 모두 허리와 양쪽 다리 골밀도 수치가 매우 높게 나타났다. 의료진은 두 사람 모두 허리가 전혀 휘지 않았고, 골밀도도 높아 아주 건강한 척추를 유지하고 있다고 평가했다.

이 같은 검사 결과는 서귀포 의료원의 조사 결과와 맥을 같이 했다. 서귀포 의료원에 따르면 해녀는 같은 연령대의 일반 여성에 비해 골다공증 발병률이 현저히 낮았다. 의료원이 확인한 원인은 해녀들이 매일 하는 물질에 있었다. 물속에서 수압과 부력을 이겨내는 활동은 뼈 감소를 막는 효과가 있다. 특별한 장비 없이 물속으로

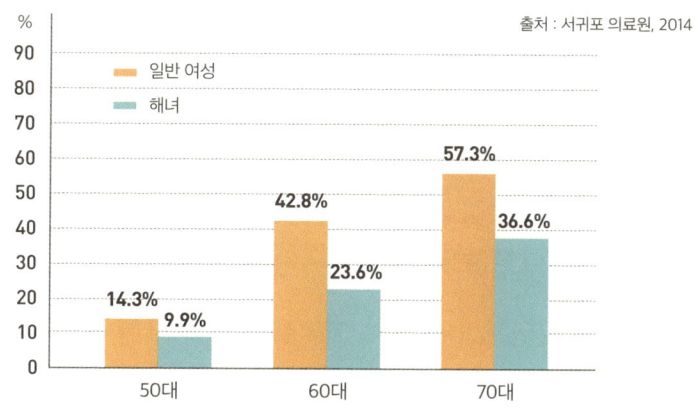

해녀와 일반 여성의 연령별 골다공증 발병률

들어가는 행위 자체가 상당히 많은 운동량을 갖게 되고 상체, 등, 허리 쪽의 근육을 많이 발달시켜 척추를 지지하는 힘이 되는 것이다.

　도시에서는 이런 물의 저항과 부력을 이용해 재활 운동을 하는 이들이 있다. 물속에서 음악에 맞춰 에어로빅을 하는 유산소 운동인 아쿠아 피트니스는 퇴행성 관절염과 허리 통증이 있는 여성들에게 주로 재활 목적으로 처방된다. 지상에서 구부정한 자세로 있던 환자들도 물속에서는 물의 저항 때문에 똑바로 서게 된다. 이러한 장점 때문에 물속에서 허리 운동을 원활히 할 수 있다. 때문에 전문가들은 골다공증과 각종 허리 통증을 앓고 있는 환자들에게 고강도 운동보다는 물속 운동을 추천하고 있다.

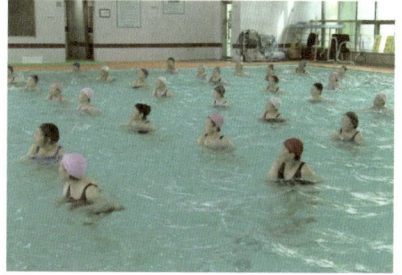

통증을 줄이는 생활체조

　골다공증을 진단받은 경우 무리한 운동은 오히려 해가 될 수 있다. 특히 노인들에게 규칙적인 운동은 부담스러운 일이다. 뼈를 보호하면서 허리 건강을 회복할 수 있는 좋은 방법은 없을까?

　제작진은 초고령 지역인 경북 영덕을 찾아 초고령 노인들의 건강 비결을 알아보았다. 경북 영덕은 전체 인구의 31%가 65세 이상의 노인으로 이루어져 있다. 바다를 끼고 있는 지역이라 주민 대부분은 농업과 어업에 종사하고 있다. 고령과 강도 높은 노동은 허리 건강을 해치는 주요한 원인이다. 이에 지역 보건소에서는 '어르신 생활체조 교실'을 운영하며 주민들의 신체 활동을 증진시키고 생활 속 질병을 예방하는 노력을 하고 있다.

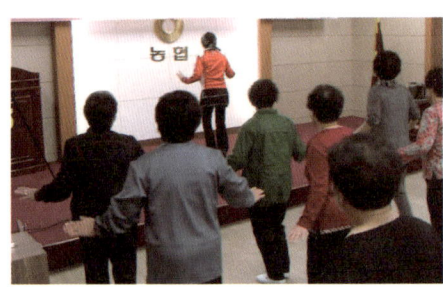

　보건소에서 어르신 생활체조 교실을 운영하게 된 이유는 운동이 쉽지 않은 노인들에게는 간단한 체조도 큰 운동이 된다는 생각에서였다. 퇴행성 관절염과 각종 척추질환을 앓던 주민들은 생활체조 덕분에 통증이 줄었고 약도 안 먹게 됐다.

　박난분(75세) 씨는 15년 전 남편을 떠나보내고 혼자 농사를 지으며 살아가고 있다. 보건소에서 체조를 시작하면서 나아진 허리 덕분에 장시간 일을 해도 크게 무리가 없다. 걸음을 많이 걸으면 허리가 아파왔지만 운동을 한 후로는 통증이 사라졌다. 온몸을 이용하는 체조는 일에도 도움이 된다며 칭찬을 아끼지 않았다.

체조 교실을 운영하는 영덕의 또 다른 마을에서는 스트레칭 위주의 체조 동작을 노인들이 익혀 스스로 건강관리를 할 수 있도록 유도하고 있다. 통증이 줄고 생활에 활기가 돌아오자 몸이 불편했던 어르신들도 즐겁게 참여하고 있다.

PART 2

많은 이들이 목과 어깨 통증을 자연스런 노화 증상으로 생각하거나, 단순히 근육통이 오래 가는 것이라 여기고 무심히 지나친다. 하지만 생활 속 잘못된 자세에서 시작되는 목과 어깨 통증은 일상을 마비시킬 수 있는 무서운 질환이다. 현대인의 일상을 위협하는 목과 어깨 통증에 대해 자세히 알아보고 치료법과 예방법을 살펴보자.

목과 어깨

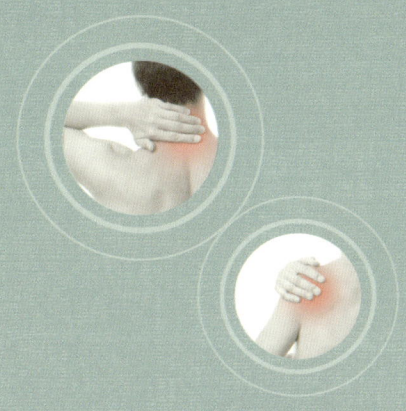

바른 자세
교정이 먼저다

신경다발의 중요한 통로,
목

　　　　　현대인들은 한시도 쉴 틈 없이 바쁘게 살아간다. 최근에는 과도한 업무와 IT 기기의 발달로 목의 통증을 호소하는 환자가 늘고 있다. 지난 5년 간, 무려 30%의 환자가 증가했다. 경추라고 불리는 척추의 목 부분은 7개의 뼈로 구성되어 있고 앞뒤를 인대가 잡아준다. 목은 뇌에서 온몸으로 전달되는 신경다발의 중요한 통로로 몸 전체로 연결되는 척수신경의 보호벽 역할을 한다. 모든 신경의 중심인 셈이다. 목을 다치거나 경추신경에 문제가 생기면 전신마비, 혹은 생명에도 지장이 올 수 있다. 하지만 목의 통증은 아픈 부위와 정도가 뚜렷하지 않아 다른 질병으로 오인하는 경우도 많다. 목 질환이 보내는 경고를 바르게 이해하고, 적시에 치료하는 방법을 알아보자.

목 통증은
신경이 눌려서 발생한다

박기영(75세) 씨는 20~30년 전부터 이상하게 몸에 힘이 빠지기 시작했다. 하지만 노화 때문으로만 생각하고 차일피일 병원 진료를 미뤘다. 그러던 어느 날부터 단추를 잠그거나 미세한 손 운동을 하는 것이 더뎌지거나 힘들어지고, 자꾸 힘이 빠졌다. 이때도 단순한 근육통이나 혈액순환 장애 정도로만 생각했다. 하지만 오른손이 점점 저려와 자주 물건을 떨어뜨렸고 젓가락질도 쉽지 않았다. 걸음걸이가 서툴어지고 손과 발의 근육이 마르는 증세까지 나타났다. 뒤늦게 병원을 찾아 확인한 질환은 경추척수증으로, 목을 지나는 신경에 문제가 생긴 지 오래였다. MRI 사진을 통해 경추신경이 심하게 눌려있는 것을 한눈에 확인할 수 있었다. 목이 앞으로 굽으면서 오랫동안 척수가 많은 스트레스를 받았고 이로 인해 경추 4, 5, 6, 7번에서 척수신경이 심하게 눌리게 된 것이다.

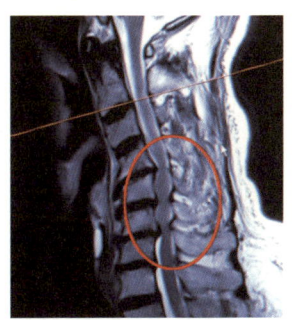

박기영 씨 MRI

우리의 목은 약 6kg 정도인 머리를 받치며 뇌에서 몸 전체로 이어지는 신경다발을 감싸고 있다. 때문에 자칫 목에서 신경이 잘못 눌리면 몸 곳곳에서 이상 증세가 나타나게 된다. 팔과 다리가 저리거나 시린 증상이 있으면 우선 빨리 병원을 찾아야 한다. 초기에 발견하면 신경치료 및 주사요법 등과 같은 비수술적 치료로 수술을 피할 수 있지만, 박기영 씨처럼 수십 년간 병이 방치된 경우엔 방법은 수술밖에 없다.

경추척수증을 해결하기 위한 수술은 목의 앞쪽에서 진행된다. 우선 협착이 가장 심한 경추 6번을 디스크와 함께 모두 들어내고 빈 공간에는 다른 뼈를 이식한다. 이어서 경추 4번과 5번 사이의 디스크를 긁어낸 후, 그 자리에 뼈가 잘 붙을 수 있도록 골대체재를 넣고 경추 4번, 5번, 7번을 튼튼하게 고정한다. 경추척수증은 아주 오랫동안 신경이 눌려서 생기는 증상이기 때문에 수술 후 바로 좋아지기를 기대하기는 어렵다. 오랜 회복기를 예상해야 한다.

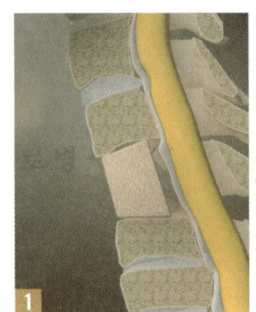 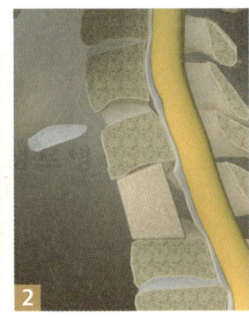 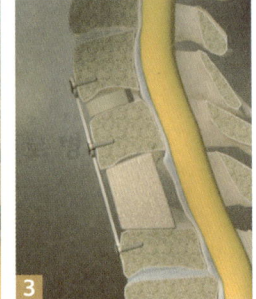

경추척수증 수술 과정

경추 부위에 따른 통증부위

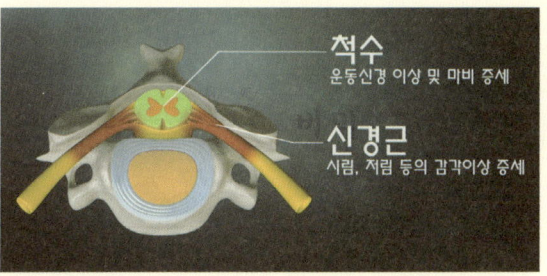

경추를 지나는 신경다발은 크게 두 가지로 나뉘는데 중심을 지나는 중추신경인 척수와 좌우로 뻗어나간 신경근(신경 뿌리)이다. 척수가 눌리면 팔다리로 가는 운동신경에 이상이 생기거나 마비가 오고, 신경근이 눌리면 저리거나 시린 등의 감각 이상 증세와 근력 약화가 나타난다. 몇 번 경추에서 신경이 눌리느냐에 따라 아픈 부위가 달라진다.

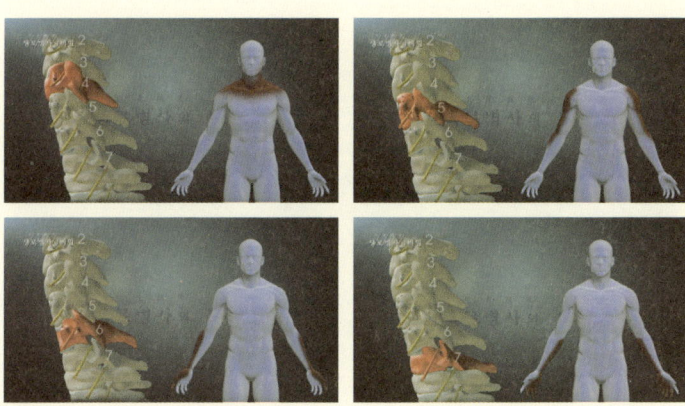

경추 4번 신경이 눌리면 목과 어깨가 저리고, 5번이 눌리면 팔의 위쪽 바깥 부분이, 6번은 팔의 아래쪽 바깥 부분과 엄지·검지 그리고 7번 신경이 눌리면 나머지 손가락과 팔의 안쪽에 저린 증상이 나타난다.

신경이 눌리는 주된 원인, 퇴행성 변화

퇴행성 경추질환이 생기면 신경이 눌리고 염증이 생겨 통증이 찾아온다. 퇴행성 경추질환의 주원인은 바로 노화이다. 나이가 들면서 누구에게나 경추질환이 찾아올 수 있는 것이다. 하지만 현실에서 경추질환을 앓는 시기는 제각각이다. 누군가는 젊은 나이에 목이 아프지만, 누군가에게는 느리게 찾아온다. 무엇보다 모든 신호가 뇌에서 나와 목을 통해 사지로 내려가기 때문에 목을 다치는 것은 허리가 다치는 것보다 배 이상 위험하다. 허리를 다치면 다리 등 하지에만 문제가 생기지만 경추가 다치면 양 팔을 포함해 사지에 문제가 생긴다.

40년간 대형차 운전을 해온 김상원(68세) 씨는 같은 자세로 오래 앉아 있는 생활을 해왔다. 이렇게 동일한 자세를 오래 유지하는 이들에게는 척추 속 추간판에 퇴행성 변화가 빨리 온다. 김상원 씨 역시 허리와 목 쪽에 저리고 시린 증상들을 달고 살았다. 사지에 시린 증상이 너무도 심해 사계절 내내 털장갑과 담요를 놓지 못했다. 집에서 쉴 때도 커다란 담요로 발을 싸매고 꼭 이불을 덮고 누웠다.

김상원 씨는 이 모든 증상이 허리 때문이라고 생각했다. 허리 디스크 수술을 받은 적이 있어 허리 디스크가 재발한 줄 알고 대수롭지 않게 넘겼다. 뒤늦게 병원을 찾았을 때는 경추관 협착증이라는 낯선 병명을 들어야했다. 경추관 협착증이란 목의 척추관이 좁아져 척수신경을 누르는 질환이다. 우리 몸의 기둥인 척추 속엔 엄지손가락 굵기의 척수신경이 지나는데, 이 척수를 감싸는 척추관이 좁아지면 신경이 압박을 받는다. 나이가 들면서 노화로 인해 생기는 경우가 대부분이다.

나이가 들면 척추 추간판의 높이는 낮아지고 척추뼈는 두꺼워진다. 관절까지 두꺼워지면서 신경이 통과하는 구멍이 좁아지게 된다. 김상원 씨가 바로 이런 경우로, 경추 4번, 5번, 6번에서 척추관이 좁아져 신경을 누르고 있었다.

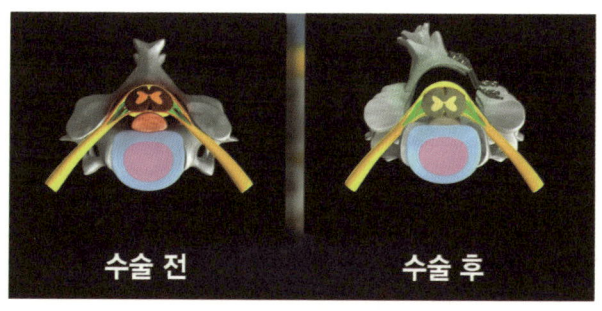

통증과 시린 증상을 없애기 위해 김상원 씨는 수술을 받았다. 수술은 목 뒤쪽에서 진행하는데, 우선 경추의 뼈를 일부 절제해 공간을 원래보다 넓히고 벌어진 곳을 금속판으로 고정시킨다. 목을 지나는 신경의 통로를 약 1.5배 넓혀주어 눌렸던 신경을 풀어주는 것이다. 수술 후 한 달 뒤, 신경이 서서히 풀리면서 저리고 시렸던 김상원 씨의 전체적 통증은 절반 이하로 줄었다.

현대인의 목 건강을 해치는 주범, 스마트폰

스마트폰 없이는 한시도 지내지 못한다는 홍진주(39세) 씨는 수시로 목과 어깨 그리고 팔에서 통증을 느낀다. 하루 종일 소파에서 바르지 않은 자세로 있기 때문인가 생각은 해보지만 스마트폰을 내려놓을 수는 없다. 1년 넘게 계속되고 있는 통증은 뒷머리부터 목으로 내려가서 어깨까지 파고든다. 통증 때문에 좋아하는 컴퓨터를 할 때도 오른손으로 턱을 받치는 경우가 많다. 스스로도 자세가 좋지 않다는 것을 알고 있지만 이미 습관이 되어 바꾸기가 쉽지 않다. 가만히 있어도 시리고 저린 팔의 통증은 잠을 잘 때나, 집안일을 할 때 더욱 심해진다. 팔이 너무 저려 설거지를 하다 그릇을 떨어뜨린 적도 한두 번이 아니다. 그렇게 한 번씩 통증이 심하게 시작되면 걷잡을 수가 없다. 통증을 없애기 위해 마사지, 물리치료 등을 다 해봤지만 소용이 없어 작년 5월, 병원을 찾았다가 목 디스크(경추 추

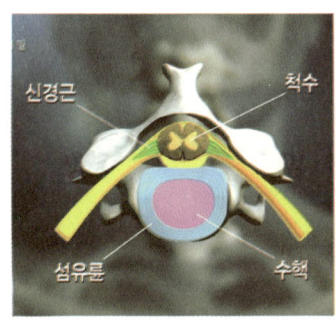
정상 경추 상태

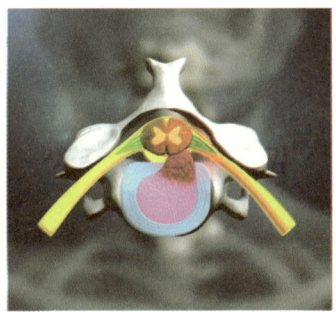
목 디스크 상태

간판 탈출증) 진단을 받았다.

우리의 목은 7개의 뼈로 이루어져 있는데 각각의 목뼈 사이에는 추간판이 있다. 추간판은 우리가 흔히 디스크라 부르는 것으로 물렁뼈 역할을 하는 젤리 형태의 물질이다. 목에서 쿠션 역할을 하는데 과하게 사용하면 터지기도 한다. 여러 이유로 추간판이 터져 나와 목뼈 주변의 신경을 누르는 질환이 목 디스크, 곧 경추 추간판 탈출증이다. 목 디스크는 보통 석 달 안에 자연히 낫는 게 대부분이지만 그 이후에도 통증과 마비 증상이 지속될 경우에는 수술이 필요하다.

국민건강보험공단의 발표에 따르면 목 디스크 환자 수는 점점 늘고 있다. 2007년 57만여 명에서 2011년 78만여 명으로 4년 간, 연평균 8%씩 증가했는데 특히 스마트폰이 보급된 2010년부터 목 디스크 환자가 급증했다.

IT 기기를 주로 사용하는 20대 젊은 층의 목 디스크 환자 수도 4

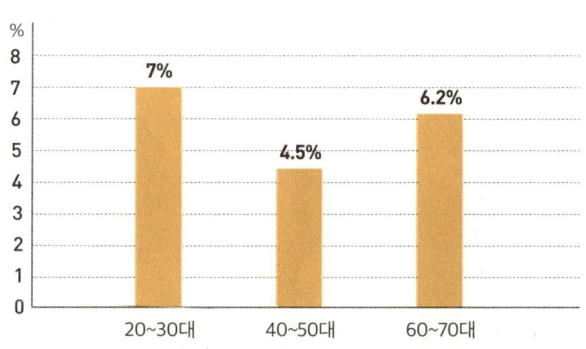

출처 : 국민건강보험공단, 2013

5년간 연령대별 목 디스크 증가율(2007~2011년)

년 새 348명에서 466명으로 1.4배나 늘었다. 목 디스크 환자의 다수를 차지했던 60~70대의 증가율과 비교해도 20대 환자 수는 가파르게 증가하고 있는 추세다. 과거에 목 질환은 50대 이상에서 주로 발병하는 퇴행성 질환으로 알려져 있었지만, 스마트폰이나 태블릿 PC, 컴퓨터 등의 IT 기기가 발전한 현대에는 젊은 층에서도 쉽게 찾아볼 수 있는 질환이 되었다.

업무시간은 물론 가정이나 심지어 이동 중에도 이러한 기기들을 사용하는 시간이 점점 늘고 있으며, 이것은 젊은 목 디스크 환자의 가파른 증가와 관련이 있다. 지하철 등 일상생활에서 잘못된 자세(목을 과도하게 앞으로 빼거나 숙이는 자세)로 스마트폰 등을 장시간 사용하면서 목의 퇴행성 변화는 가속화하게 된다.

이처럼 컴퓨터와 스마트폰 등 영상기기를 장시간 이용해 생기는 질환을 통틀어 'VDT증후군'이라 한다. VDT란 비주얼 디스플레이 터미널(Visual Display Terminals)의 약자로, 영상표시단말기라고도 한다. 대표적인 것이 컴퓨터인데, 때문에 VDT증후군은 일명 '컴퓨터 병'이라 불린다. VDT증후군은 목이나 어깨의 결림 등의 경견완

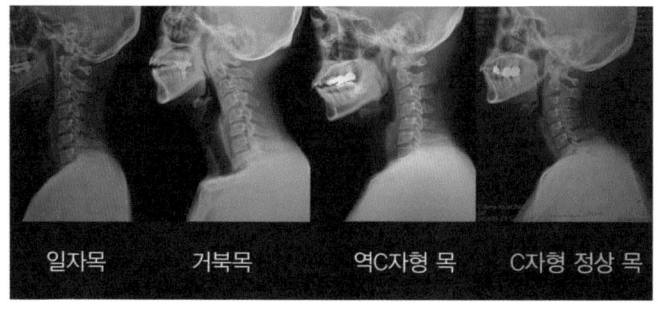

증후군과 근골격계 증상, 눈의 피로와 이물감, 피부 증상, 정신신경계 증상 등이 있다.

  VDT증후군의 대표적인 증상은 거북목증후군이다. 일자목, 거북목, 역C자형 목 등이 이에 속하는데 모두 목에 부담을 가중시킨다. 목뼈가 앞으로 1cm 나올수록 목에는 약 2~3kg의 하중이 증가되고, 변형이 더 심해지면 최대 15kg까지 부하가 걸려 퇴행성 변화가 촉진된다. 목의 변형과 통증은 앉아 있는 시간과도 관련이 깊다. 한 학교 학생들을 연구한 결과, 하루 중 앉아 있는 시간이 10시간 이하인 경우의 통증 발병률은 38.92%, 10시간 이상 앉아 있는 경우의 발병률은 44.76%였다. 하루 10시간이 넘게 앉아 있는 학생들의 목과 어깨 통증 발병률이 1.2배나 높았다.

목의 통증,
관리 및 치료의 시작 신호

외부충격은
목 질환의 원인이 아닌, 촉진제다

　목 질환 환자들 중에는 평소에 아무런 통증이 없어 퇴행성 질환이 진행되는 걸 모르고 있다가 사고로 인해 심각한 상태에 빠지는 이들이 있다. 인대가 두꺼워진 상태로 그냥 살다가 머리를 부딪히거나 가벼운 교통사고를 겪으면서 목이 약간 흔들린 후에 갑자기 사지의 운동이 약화되는 증상이 나타나기도 한다. 사건사고로 인해 병의 진행이 굉장히 빨라지면서 환자는 병의 심각성을 인지하게 된다. 전문가들은 이때부터 관리를 제대로 시작해야 한다고 조언한다.

신호철(54세) 씨는 책상에서 깜빡 졸다 떨어졌다. 그런데 떨어진 직후부터 몸을 가눌 수가 없게 됐다. 손이 전혀 말을 듣지 않았다. 위중한 상태에서 구급차에 실려 병원에 올 때까지 전신마비는 풀리지 않았다. 왜 갑자기 이런 일이 벌어졌을까? 원인은 당사자도 모르던 목 질환에 있었다. 검사를 해보니 신호철 씨는 사고 전부터 경추를 연결하는 인대에 문제가 있었다. 인대에 석회가 끼면서 뼈처럼 굳어 그동안 신경을 눌러 왔는데. 여기에 사고의 충격이 더해져 마비가 온 것이었다. 전신마비까지 진행된 상황에서야 신호철 씨는 후종인대골화증이라는 진단명을 들었다. 신호철 씨는 치료를 위해 수술을 받아야했다.

우선 경추 3, 4번 사이의 추간판을 제거해 신경을 손상시킨 석회질을 모두 긁어내고 눌려 있던 신경을 풀어주었다. 그리고 추간판을 제거한 빈 공간에 뼈 조직을 대신할 골대체재를 넣고 경추 3, 4번을 잘 고정시켰다. 수술로 눌렸던 신경 통로를 넓혀주면 신경의 흐름은 원활해지고 신경 압박도 줄어들게 된다. 이로 인해 마비 증

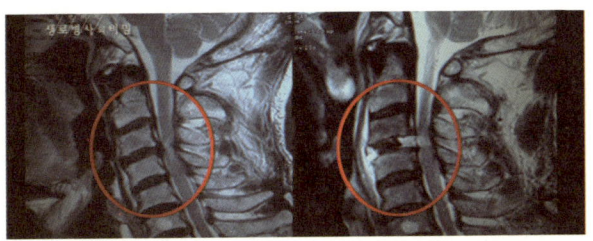

수술 전 경추 MRI   수술 후 경추 MRI

상도 서서히 완화된다.

  김범용(52세) 씨는 오랜만에 골프를 치고 나서부터 목과 어깨, 팔이 계속 저리고 아팠다. 처음에는 단순히 근육통인 줄만 알고 넘겼지만 2주 정도 지나면서 팔이 올라가지 않는 증상까지 나타났다. 이경준(50세) 씨는 등산을 가서 넘어진 후 생긴 손끝 저림 증상이 쉽게 가시지 않았다. 하지만 근육이 뒤틀린 것이라 가볍게 생각했다. 결국 통증으로 인해 병원을 찾은 김범용 씨와 이경준 씨는 각각 목 디스크와 후종인대골화증을 진단받았다.

  목의 통증을 호소하는 환자 중에는 김범용 씨나 이경준 씨처럼 운동을 하거나 넘어지고 난 후 갑자기 저림이나 마비 증상이 나타나는 경우가 흔하다. 환자들은 이러한 외상, 특히 교통사고와 같은 외부충격에 의해 목에 질환이 생긴 것이 아닌가 걱정을 한다.

  하지만 전문가들은 이러한 충격은 병이 발현되는 것을 촉진하는 역할 정도만 한다고 설명한다. 대부분은 기존에 추간판이 약해져 있거나 탈출증이 일부 있는 상태에서 사고 등의 외부충격으로 인한 추가 손상으로 증상이 심해지는 것뿐이다.

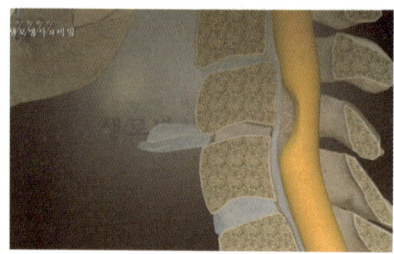 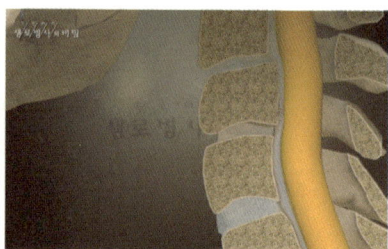

수술로 신경이 풀어진 모습

작은 통증과 손상일수록
방치는 금물이다

컴퓨터 작업 때문에 생기는 목과 어깨 통증은 흔히 근육통으로 착각하기 쉽다. 10년 넘게 극심한 두통과 팔 통증에 시달려 온 김수진(37세) 씨. 최근 들어 컴퓨터 일이 부쩍 늘면서 두통과 어깨부터 팔 뒤쪽까지 느껴지던 통증이 더욱 심해졌다. 검사 결과 김수진 씨의 두 번째 목뼈에 문제가 있었다. 진단명은 경추 불안정증으로 하나여야 할 목뼈가 둘로 나뉘어져 신경을 자극하고 있었다.

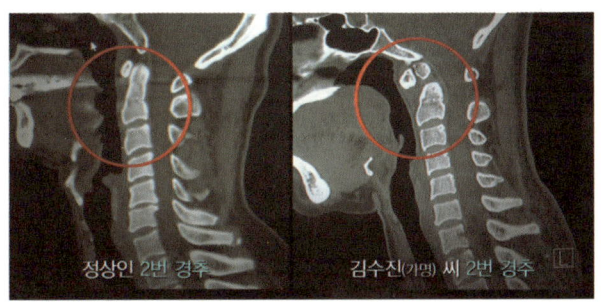

보통 7개의 뼈로 이루어진 목뼈는 위쪽 뼈의 역할이 중요하다. 상위 경추에 해당하는 1번, 2번 경추는 모양과 하는 일이 조금 다르다. 두개골을 지탱하는 경추 1번은 고개를 상하로 끄덕이게 하고, 경추 2번은 좌우로 움직이게 한다. 이 두 개의 경추는 머리와 가장 가깝기 때문에 상위 경추에 문제가 생기면 주로 두통이 유발된다. 신경이 더 심각하게 손상되면 사지마비나 호흡곤란이 올 수 있다.

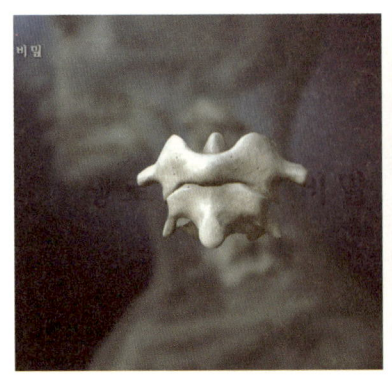
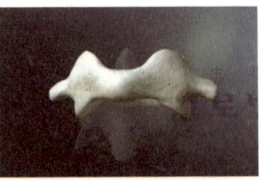
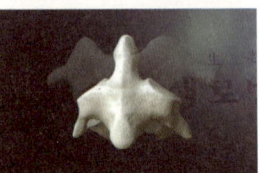

고개를 상하좌우로 움직이게 하는 1, 2번 경추

전문가들은 경추의 문제로 인한 두통을 방치하면 사지마비가 될 수 있다는 것을 항상 염두에 두어야 한다고 강조한다. 일반적으로 생기는 두통과 달리 경추의 불안정증으로 인한 두통은 시간이 지날수록 증상이 계속 악화될 가능성이 높다.

김수진 씨 두통의 원인인 불안정한 경추 2번을 고정하는 수술이 진행됐다. 목의 뒤쪽을 절개하고 경추 1번과 2번을 나사못과 케이블로 연결해 적당한 위치를 맞춰준 다음 금속봉으로 고정한다. 그리고 환자 자신의 골반에서 채취한 뼈를 1번과 2번 경추 사이에 끼워 넣고 뼈들이 잘 붙을 수 있도록 다시 케이블로 묶어준다.

우리 몸의 신경은 한번 손상되기 시작하면 다시 복구하기가 쉽지

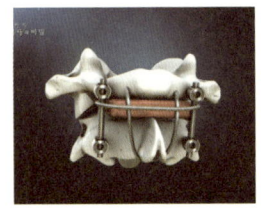

않다. 때문에 작은 통증, 견딜 만한 통증이라고 생각하고 증상을 방치하면 손상은 점점 심해져 마비 증상이 장애로 이어질 수도 있고 나중에는 손쓸 수 없는 정도까지 신경

이 망가질 수도 있다.

　수십 년 동안 굽 높은 구두를 신고 무대에서 댄스곡을 불러온 가수 이은별 씨는 오래 전부터 척추질환을 앓고 있다. 전국 순회공연을 하던 중 무대에서 넘어진 후 생긴 통증과 함께 한 지 벌써 30년이다. 고질병이 되어버린 통증으로 이은별 씨는 현재 똑바로 선 자세로는 다리가 저려 3분도 서 있을 수 없는 상태다. 그럼에도 빡빡한 스케줄 때문에 통증을 참으며 쉼 없이 공연을 계속해왔다. 젊어선 그럭저럭 넘겼던 통증이 요즘 들어 부쩍 쑤시고 저려 병원을 찾은 이은별 씨의 검사 결과는 충격적이었다.

　이은별 씨는 척추가 앞으로 밀리는 전방 전위증으로 틀어진 두 개의 허리뼈는 아예 붙어 버렸다. 척추뼈가 밀려 나와 신경이 막히는 협착증 증세는 물론 목뼈 역시 원래의 C자 커브가 완전히 무너져 역C자로 변해 있었다. 의료진의 처방은 수술이었다. 퇴행성 변화가 너무 심하게 진행된 만큼 더 늦기 전에

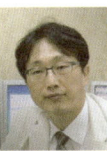

Doctor Says

상위 경추 통증 문제, 방치는 금물이다

1번, 2번 경추의 문제로 후유증이 생기면 심각한 지경에 이를 수 있다. 호흡 근육이 마비돼 인공호흡기를 부착한 상태에서 지내는 경우도 있다. 조기에 진단하고 적절한 시기에 치료를 해야 한다. 꼭 치료가 필요하지 않은 경우에도 주기적으로 검사를 하는 것이 중요하다.

홍재택 교수(카톨릭대 성빈센트병원 신경외과)

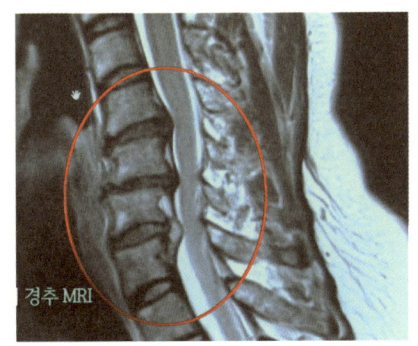

경추 MRI

진행하는 것이 좋겠다는 설명이 따라왔다. 무심코 넘겨왔던 통증이 삶의 질에 큰 영향을 미칠 정도로 심각한 결과로 돌아온 것이다. 하지만 갑작스런 수술이 두려웠던 이은별 씨는 수술 대신 운동을 통한 자세교정을 해보기로 했다. 근본적 치료는 아니지만 운동으로 병의 진행속도를 늦출 수 있기를 기대하고 있다.

목 질환을 예방하는 생활습관

  목이 아픈 대부분의 원인은 목의 긴장과 염좌 때문이다. 근육에 이상이 나타나는 경우는 '긴장', 인대 혹은 관절에 이상이 있는 경우는 '염좌'로 통칭한다. 심한 교통사고나 접촉사고 정도의 외상으로 목 근육과 인대가 손상되거나, 나쁜 자세에 의해 만성적인 피로가 쌓여 발생하는 경우가 대부분이다. 이러한 긴장과 염좌는 장시간에 걸쳐 반복돼 목 디스크나 거북목증후군 같은 질환을 유발한다.

  모든 병이 그러하듯 목 질환 역시 발병하기 전에 예방하는 것이 최선이다. 바른 자세는 모든 척추 질환을 막는 1조 1항의 법칙이다. 그러나 과도한 업무와 스마트폰의 사용으로 현대인들이 바른 자세를 유지하기란 쉽지 않다. 일상에서의 소소한 노력으로 목 건강을 유지하는 손쉬운 방법들을 살펴보자.

건강 더하기 능률, 의자를 버려라

목은 증상이 나타나기 전 평상시 관리가 매우 중요하다. 척추의 노화를 막기 위한 최선은 척추가 감당할 수 없는 수준의 부담은 주지 않는 것이다. 인체의 척추는 서 있을 때보다 앉아 있을 때 더 큰 부담을 느낀다. 서 있을 때 척추에 가해지는 압력이 100이라면 의자에 바르게 앉았을 땐 140, 구부정하게 앉으면 압력은 185로 크게 증가한다. 구부정하게 앉는 것보다는 바르게 앉는 것이, 바르게 앉는 것보다는 서는 것이 척추의 부담을 줄여주는 방법이다. 즉, 앉아 있는 시간을 줄이면 통증이 준다.

그렇다면 서서 일하면 목의 통증은 얼마나 줄어들까? 지난 2012년 미국 질병통제예방센터에서는 흥미로운 연구를 실시했다. 소위 '서서 일하기 프로젝트'로 서서 일하는 근로자와 앉아서 일하는 근로자의 통증 수위를 비교 평가한 연구였다. 하루 약 한 시간 이상을 서서 일하자 근로자의 목과 등의 통증이 절반 이상 줄어들었다. 컴퓨터 작업이 많은 IT 기업 직원들 중에는 유독 목 질환을 앓는 이들이 많다. 제작진은 국내 한 전자회사에서 목 건강을 지키기 위해 독특한 시도를 하고 있다고 해서 찾아가 보았다.

이 회사에는 독특한 형태로 근무하는 직원들이 있다. 자리에서 계속 움직이며 컴퓨터 모니터를 지켜보는 소프트웨어 개발팀의 한 직원은 산책하듯

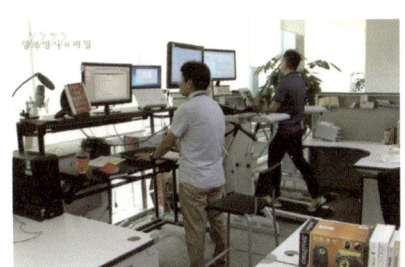

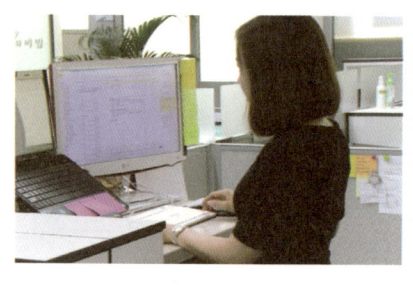# 천천히 걸으며 업무를 본다. 서서 일할 수 있는 맞춤형 책상을 만들어 활용하고 있는 것이다.

서서 일하는 책상의 주인공인 엄휘상 씨는 제작진에게 서서 일하는 장점에 대해 목과 허리 건강이 좋아지고 일의 집중도도 올라간다고 설명했다. 예전에 책상에 앉아서 작업할 때는 목이 구부러져 거북목이 되고, 허리도 안 좋았지만 서서 일을 하게 된 후로는 목과 허리를 세우는 자세가 기본이 돼 통증이 사라졌다는 것이다. 실제 엄휘상 씨는 이 책상에서 하루 평균 네 시간, 약 10km를 걷는다. 무려 3만보나 된다. 자신이 건강해지면서 팀원들에게도 적극 권장하고 나섰다. 동료 직원은 원래 있던 책상에 30cm 정도 되는 선반을 올려서 노트북을 사용하고 있었다. 서서 일하면서 목과 허리가 펴져 좋은 자세가 되었고 꼿꼿하게 서려고 의식적으로 노력하다 보니 어깨까지 펴졌다. 이 회사에서 서서 일하는 책상을 놓은 지 2년째, 업무 집중력이 향상되고 직원 간의 교류가 활발해지면서 팀 내 분위기도 전보다 활기차게 바뀌었다.

목 건강을 지키는 자세와 운동법

목 질환은 평소 관리만 잘하면 충분히 예방할 수 있다. 운동선수들처럼 과도한 운동은 척추나 경추에 무리를 주지만, 적당량의 운동과 바른 자세 훈련은 경추 교정에 큰 도움이 된다.

수원의 IT 기업에서는 직원들의 목 근육 강화를 위해 발레 동호회를 운영 중이다. 2년 전 6명이었던 회원 수가 현재 130명이 넘고 여자 직원뿐만 아니 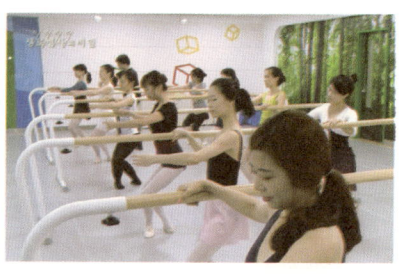 라 남자 직원도 활발히 활동하고 있다. 직원들의 발레 참여도를 끌어올리는 데는 목 질환을 막아주는 발레의 장점이 큰 몫을 했다. 평소 컴퓨터 업무 등으로 목을 앞으로 빼고 다니는 직원들에게 목을 쭉 늘어트리고 척추 기립근을 늘리는 동작이 많은 발레는 어깨와 목의 통증을 줄이는 적합한 운동이다. 어깨를 쭉 내려주고 목 뒤를 쭉 펴주는 동작만으로도 평소의 피곤함을 덜 수 있다. 목 건강은 물론 스트레스까지 해소할 수 있는 1석2조의 운동인 셈이다.

또한 목 스트레칭 같은 운동은 치료와 병행할 경우, 더욱 효과적이다. 만성적인 목 통증을 호소하는 환자 191명을 대상으로 실험한 결과 마사지, 물리치료 등과 함께 목 근육 강화 운동과 스트레칭을 실시한 그룹의 목 통증은 그렇지 않은 그룹보다 훨씬 많이 줄어들었다.

발레리나가 추천하는 목 건강 스트레칭

발레운동법 1

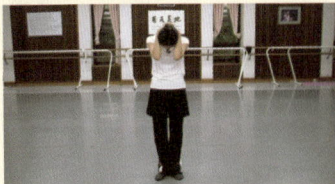 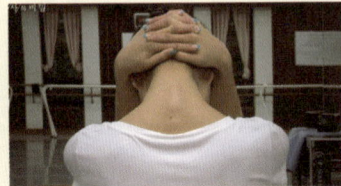

손을 깍지 껴서 머리 뒤에 대고 목이 숙여지도록 팔을 앞으로 쭉 당긴다. 이때 턱이 들리지 않게 몸쪽으로 바짝 붙이고 뒷목과 등이 당기는 느낌으로 15초간 유지한다. 총 3번 반복한다.

발레운동법 2

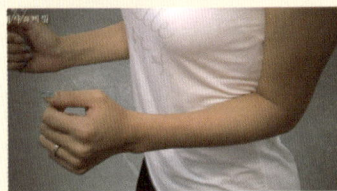 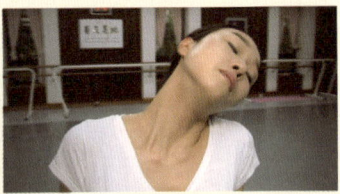

어깨를 바짝 올리고 팔꿈치는 옆구리에 딱 붙인 채 숨을 천천히 내쉬면서 목을 돌린다.

발레운동법 3

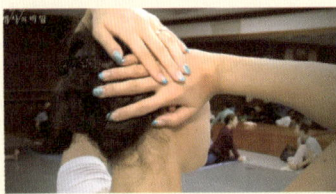 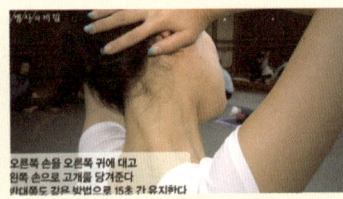

오른손을 오른쪽 귀에 대고, 왼손으로 고개를 당긴다. 같은 방법으로 반대쪽도 스트레칭한다.

중장년층 만성통증의 원인,
어깨 질환

우리 몸에는 143개의 관절이 존재한다. 그 중 360도로 회전할 수 있는 것은 어깨 관절이 유일하다. 그만큼 유용하게 사용할 수 있다. 그러나 움직임이 큰 어깨 관절은 손상을 입을 위험도 높다. 많이 사용하면 할수록 질환에 노출되기도 쉽다.

건강보험심사평가원에 따르면 2008년부터 5년간 어깨 통증을 호소하는 환자 수가 16%나 증가했다. 약 75만 명의 환자가 어깨 통증으로 고통을 받고 있다. 또한 이 환자군의 연령을 조사해보니 10명 중 9명은 40대 이상의 중장년층이었다. 이렇다보니 어깨 통증을 나이가 들면 자연스레 찾아오는 노화의 과정으로 생각하는 이들이 많고 상당수가 어깨 통증을 가볍게 여기며 병을 키우고 있다. 중장년층을 위협하는 어깨 질환에 대해 자세히 알아보고 치료법 및 예방법을 숙지해보자.

오십견,
기능장애까지 초래하는 중장년의 불청객

관절낭이 굳어버리는 가장 흔한 어깨 질환인 오십견의 정확한 진단명은 유착성 관절낭염이다. 원인은 아직 정확히 밝혀지지 않았다. 어깨의 내부 구조를 살펴보면 회전근개라고 부르는 어깨 힘줄이 있고, 힘줄과 근육들이 잘 움직일 수 있도록 윤활유 역할을 하는 관절낭이라는 물주머니가 있다. 그런데 어떤 이유로 관절낭에 염증이 생기면 관절 조직이 서로 엉켜 붙게 된다. 이렇게 유착된 조직은

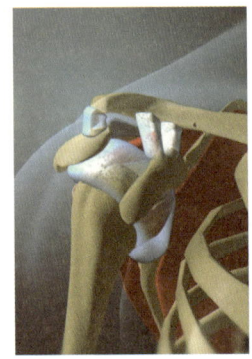
정상 관절낭

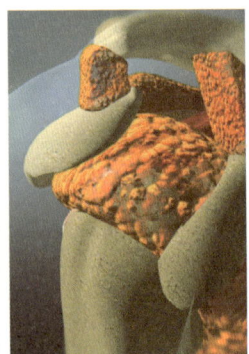
염증이 생겨 굳은 관절낭

딱딱하게 굳어 움직일 때마다 통증이 발생하고 굳은 관절에 다시 염증이 생기는 악순환이 반복된다. 굳어질 대로 굳어진 어깨는 작은 움직임에도 극심한 통증을 유발한다. 치료는 주로 원인 해결보다는, 주사나 약물을 통해 통증과 기간을 줄이는 보존적 치료를 우선으로 한다.

일상을 마비시키는 무서운 어깨 질환

올해 마흔 여섯의 강옥녀 씨는 어깨를 짓누르는 통증으로 힘겨운 날들을 보내고 있다. 팔을 들거나 움직일 때 자신도 모르게 악소리가 튀어나온다. 지난해 겨울부터 시작된 끔찍한 통증 때문에 집안일 하나하나에 남편의 손을 빌려야 할 정도다. 찬장 높은 곳에 있는 물건을 꺼낼 때는 어김없이 남편이 도와준다. 손을 들어 움직이는 일은 거의 못하기 때문이다. 팔을 들어 움직이려고 하면 몸이 같이 올라온다. 이런 형편 때문에 9년 동안 운영하던 음식점도 문을 닫아야 했다.

검사 결과 어깨의 굳어진 관절막 사이에서 염증이 확인됐고 회전근개의 움직임을 돕는 관절낭의 부피가 정상인에 비해 확연히 줄어 있는 상태였다. 전형적인 오십견 소견이었다. 건강만큼은 누구보다 자신있었던 강옥녀 씨였기에 아직 40대에 오십견 진단을

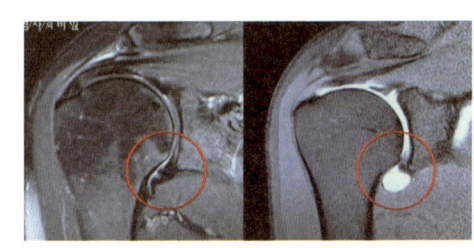

강옥녀 씨 어깨 MRI   정상 어깨 MRI

받았다는 사실에 마음이 우울하다.

어깨 통증은 그녀의 손발을 묶어 놨다. 강옥녀 씨는 통증 때문에 한 시간에 한 번씩 잠에서 깨기도 한다. 통증이 수시로 찾아와 잠을 자지 못한 다음날은 통증과 피곤이 한꺼번에 몰려와 견디기가 힘들다. 중장년층에서 자주 발생하는 대표적인 만성질환인 오십견은 다른 어깨 질환에 비해 밤에 통증이 극심해지는 특징을 가지고 있다. 숙면을 취할 수 없어 밤이 두렵고 일상마저 엉망이 된다.

> 어깨 통증 환자들은 심한 통증으로 일상생활에서의 기능 제한을 가지며, 높은 수면 장애의 발생률과 함께 낮은 삶의 질 수준을 보였다.
>
> - 『오십견 환자에서의 수면 상태 및 삶의 질 평가』 중에서
>
> (출처: 대한정형외과학회지)

실제 오십견 환자 상당수가 야간통증에 의한 수면장애를 겪고 있다. 다른 근골격계 질환과 달리 만성 어깨 통증이 있는 환자들은 야간통증이 아주 심하다. 수면장애는 낮에 졸리고 집중력이 떨어지는 상태로 이어진다. 급기야 모든 일이 귀찮아지고 우울감과 불안감을 느끼기도 한다. 피로와 우울증은 오십견 환자들의 삶의 질에 상당한 영향을 미친다.

절대 가볍게 여겨서는 안 되는 어깨 통증

당뇨가 심한 환자나 갑상선 환자의 경우에는 2년 이상 3~4년까지 오십견이 지속되는 경우가 있지만, 보통은 1년에서 2년 정도의 기간을 가지면 서서히 좋아질 수 있다. 전문가들은 오십견 환자의 90~95%는 1년 반 정도의 경과를 갖고, 치료 없이도 자가 치유가 가능하다고 말한다. 그러나 자연치유만 믿고 통증을 가벼이 여겨 치료시기를 놓치면 기능장애 등의 후유증을 남길 수 있어 주의가 필요하다.

49세의 이덕현 씨는 참을 수 없는 통증으로 병원을 찾았다가 오십견 진단을 받았다. 힘줄이 끊어지는 것같이 아파 눈물을 멈출 수가 없었다. 경직이 심해 극심한 통증을 일으키고 있었다. 약물치료만으로 호전이 어렵다는 판단에 도수조작술을 받기로 했다. 보통의 오십견 환자의 경우에는 스스로 열심히 운동하면 관절낭이 서서히 고무줄 늘어나듯이 늘어나 경직이 풀린다. 그러나 워낙 심하게 굳은 경우라면 운동만으로 관절낭이 풀어지길 기대하기는 어렵다. 이런 환자들은 마취를 한 후 무통상태에서 의사나 도수치료사들이 관절낭을 풀어주는 치료를 한다. 이렇듯 도수조작술은 마취제를 사용해 환자가 통증을 느끼지 못하는 상황에서 굳어진 관절과 관절막을 이완시키는 시술이다. 한 두 번의 시술로는 완전한 회복이 힘들며 이후 염증을 조절하

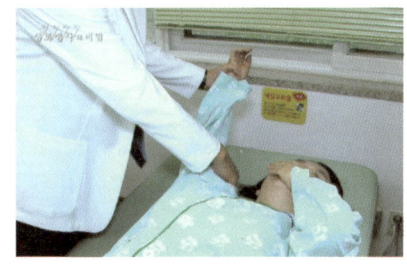

> **당뇨병 환자에게 오십견이 잘 찾아오는 이유**
>
> 당뇨병 환자의 오십견 발병을 추적한 결과, 일반인에 비해 오십견 발병 위험이 많게는 4배까지 높은 것으로 조사됐다. 당뇨병 환자들의 오십견 발병 위험도는 10~20%였으며, 유병률은 4%였다. 왜 당뇨병 환자에게서 오십견 발병 위험도가 높은 것일까?
> 당뇨병 환자들은 대체적으로 혈관질환을 수반하며 염증을 일으키는 성향이 있다. 이를 어깨 질환에 대입해보면, 미세손상에 의해서 상처가 쉽게 생기고 염증 또한 쉽게 발생되며 염증이 쉽게 아물지도 않는 상황이 된다. 그렇기 때문에 당뇨병 환자의 오십견은 회복기간이 길고, 재발위험도 높다. 더욱이 관절주사요법으로 시행되는 스테로이드 주사는 일시적으로 혈당수치를 높일 수 있어 치료 과정에 각별한 주의를 기울여야 한다.

는 약물요법과 함께 꾸준한 운동치료를 병행해야 한다. 오십견이라는 질환은 자꾸 굳어지려는 성질을 가지고 있다. 때문에 환자 스스로도 열심히 운동을 하며 어깨 관절을 풀어주려는 노력을 해야 한다.

회전근개증후군, 닳고 끊어지는 힘줄의 문제

어깨는 머리, 목, 팔의 움직임을 지지하는 견고한 기반을 제공한다. 특히 극상건, 극하건, 소원건 그리고 견갑하건은 어깨 관절의 회

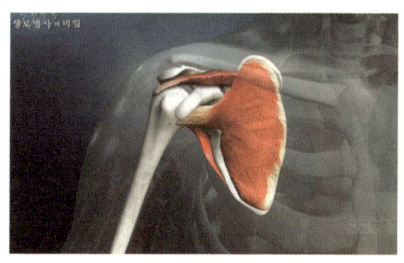 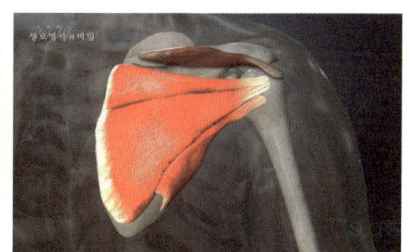

극상건과 견갑하건 　　　　　　극하건과 소원건

전운동을 담당하는데 이 4개 힘줄을 회전근개라 부른다. 그런데 노화에 의한 퇴행, 혹은 무리한 사용으로 인해 손상을 입거나, 어깨뼈의 지붕인 견봉에 반복적으로 부딪혀 찢어지는 일이 자주 발생한다. 이를 통틀어 회전근개증후군이라고 한다.

　어깨에 회전근개증후군이 발생하는 이유는 간단하다. 어깨가 360도 회전이 가능한 관절이기 때문이다. 주변 구조물에 가서 부딪힐 확률이 다른 부위에 비해서 훨씬 높고, 회전근개가 지속적이고 반복적으로 주변 구조물에 부딪히게 되면 손상이 쌓인다. 힘줄이 튼튼한 젊을 때는 문제가 발생하지 않지만, 노화가 진행되어 힘줄이 버텨낼 수 있는 힘이 사라지면서 누적된 손상이 질병으로 나타나게 된다.

　회전근개증후군은 어깨 관절 질환의 70%를 차지하는 대표 질환으로 주로 40대 이상 중장년층에서 발병한다. 어깨 통증으로 내원한 환자 중, 회전근개증후군 진단을 받은 환자 수는 지난 4년간 2배 가까이 증가했다. 50년간 농사를 지어 온 박연수(72세) 씨는 얼마 전 회전근개증후군 진단을 받았다. 몇 년 전부터 그녀를 괴롭힌 어

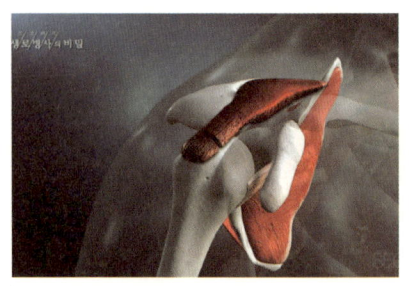
반복적으로 부딪혀 찢어진 극상건

깨 통증이 갑자기 악화되더니 따끔하듯 찾아온 통증 이후로 박연수 씨의 팔은 올라가지 않았다. 다른 팔의 도움이 있어야 간신히 움직일 수 있게 된 오른팔 때문에 일상생활에서 겪는 불편함이 이만저만이 아니다. 젓가락질도 불가능한 일이 되었다.

검사 결과, 어깨 근육을 감싸고 있는 회전근개 중 극상건이 아예 끊어진 것이 확인됐다. 엑스레이 검사에선 어깨를 덮고 있는 견봉 돌기 부분이 튀어나온 것을 확인할 수 있었다. 극상건은 회전근개 중 파열이 가장 많이 생기는 부위다. 극상건과 함께 극하건까지 같이 파열된 박연수 씨는 뼈와 근육을 고정하는 회전근개봉합술(힘줄 봉합술)을 받았다.

회전근개봉합술은 두 단계로 이뤄진다. 먼저 회전근개가 부딪혀 통증을 유발하는 견봉의 변성부위를 평평하게 만드는 견봉성형술을 실시해 통증 요인을 제거하면서 재발을 방지한다. 다음으로 낡은 힘줄을 정리한 후, 실이 달린 봉합 나사못을 뼈의 안쪽과 바깥쪽에 삽입한다. 그리고 회전근개를 잡아당겨 나사못에 실을 교차로 묶어 고정하는 이열고량형 봉합을 시행한다. 여러 봉합술 중 이열교량형 봉합술은 근육과 뼈의 접촉 면적을 넓게 하고, 강한 고정력을 갖는 것이 특징이다.

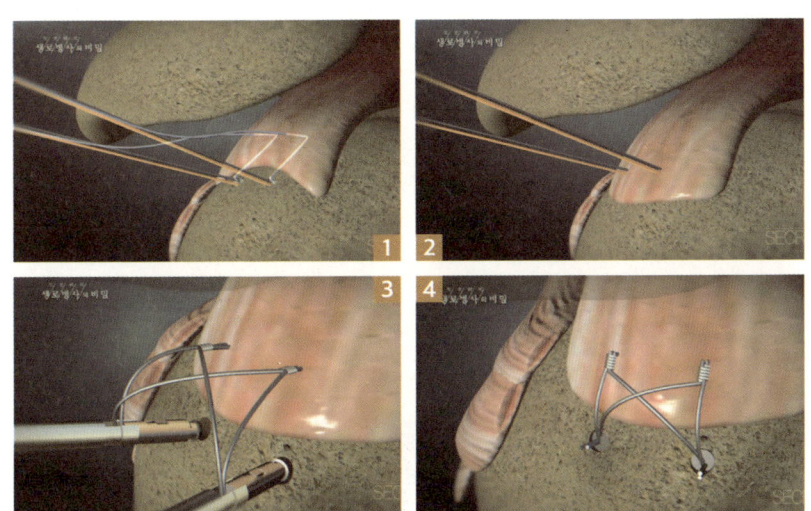

이열고량형 봉합술

퇴행성 어깨 관절염, 노화로 닳아 없어진 연골

흔적도 없이 사라진 어깨 연골에 자리 잡은 통증

　관절은 충격을 줄여주는 쿠션 역할과 균형을 잡아주는 조정 역할을 동시에 한다. 그런데 관절에 염증이 생기면 관절이 사라지면서 뼈와 뼈가 직접 맞닿는 상태가 된다. 특히 어깨에 퇴행성 관절염이 찾아오면 위팔뼈의 머리 부분인 상완골두와 어깨에서 팔을 붙잡는 관절와가 맞닿아 엄청난 강도의 통증이 찾아온다. 노화는 퇴행성 어깨 관절염을 일으키는 원인이다.

　이정실(77세) 씨의 남편은 서툰 솜씨로 아내를 대신해 집안 살림을 하고 있다. 아내를 주방에 얼씬도 못하게 하는 남편의 완강한 고집은 아내의 어깨에 탈이 나면서 생겼다. 아내 이정실 씨는 퇴행성 어깨 관절염으로 오른쪽 어깨와 팔을 전혀 사용하지 못한다. 몇 년 전부터 어깨 통증을 호소하는 아내와 함께 병원에 가주지 않은 것이 못내 마음에 걸리고, 아내의 통증을 대수롭지 않게 여겼던 날들에 대한 후회가 마음 한가득이다.

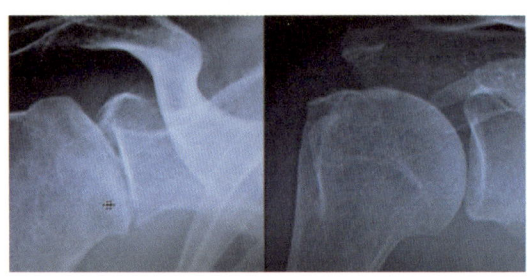

이정실 씨 어깨 엑스레이   정상 어깨 엑스레이

검진을 통해 확인한 이정실 씨의 오른쪽 어깨에는 연골이 하나도 남아 있지 않다. 뼈와 뼈가 맞닿아 둥글어야 할 위팔뼈의 머리가 울퉁불퉁 깎여 있다. 연골이 닳아 흔적조차 남지 않은 어깨에는 고스란히 통증이 내려앉았다.

어깨 치료의 마지막 방법, 인공관절치환술

약물치료를 통해 자신의 관절을 살리는 방법이 최고지만, 관절이 너무 많이 망가져 오른팔을 쓸 수 없게 된 이정실 씨에게는 수술밖에 도리가 없다. 볼록한 모양과 오목한 모양의 인공관절을 어깨뼈와

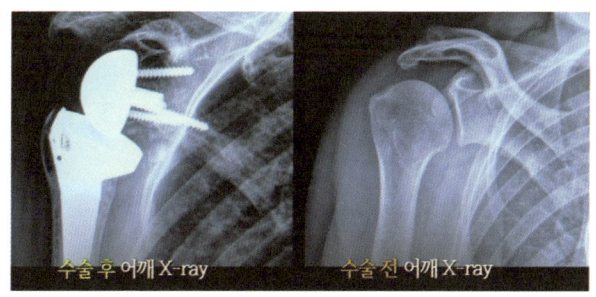

권계림 씨 엑스레이

상완골두에 삽입해 닳아 없어진 관절의 기능을 대신하도록 했다.

경남 창녕군의 한 작은 마을에 사는 권계림(72세) 씨도 어깨 연골이 닳은 퇴행성 관절염 환자다. 어깨 통증이 극에 달해, 평생 업으로 삼아온 농사도 접었다. 숟가락질도 겨우 하고 반찬도 못 집어먹을 만큼 상태가 악화되고 나서야 권계림 씨는 병원을 찾았다. 보통 어깨 힘줄이 파열되면 관절내시경으로 어깨 힘줄을 꿰매는 수술을 하면 되지만, 시기를 놓친 권계림 씨는 어깨 관절의 마지막 치료라 불리는 역행성 인공관절치환술을 받았다. 인공관절을 삽입하면 인공관절이 지렛대를 형성해 근육을 당길 수 있게 된다.

수술 후에는 수술 부위의 상태를 확인하고, 혹시 모를 재발에 대비하기 위해 정기적인 병원검진을 받는 것이 중요하다. 또한 인공관절 수술 후에 환자는 6개월간 상태를 살피며 운동요법을 병행해야 한다. 전문가들은 인공관절 수술은 수술과 함께 재활이 매우 중요하다고 이야기한다. 본격적인 치료는 재활이라는 말이 나올 정도다. 어깨 통증의 공포에서 벗어나기 위해서는 지속적인 관심과 재활이 필수다.

어깨충돌증후군,
과도한 사용으로 인한 어깨 질환

　어깨충돌증후군은 어깨 힘줄인 회전근개가 그 위에 있는 견봉뼈와 부딪혀 염증을 유발하는 어깨 질환이다. 팔이나 어깨를 높이 들어 올렸을 때 무언가 걸리는 듯한 느낌과 함께 통증이 발생한다. 어깨를 처마처럼 덮고 있는 견봉은 팔을 움직일 때마다 팔뼈와의 사이가 좁아지면서 회전근개 중 극상건과 충돌하게 된다. 이 충돌이 반복되면 어깨 힘줄이 닳아 너덜너덜해지고 염증이 생겨 급기야 어깨 힘줄이 끊어지기도 한다. 어깨 관절은 신체 중 특히 많은 운동을 하는 부위다. 이런 어깨에 부담을 주는 과도한 운동은 어깨충돌증후군의 발생을 가속화한다.

　사회인 야구단에서 오랫동안 투수로 활약했던 김일중(36세) 씨는 어깨 통증을 앓은 지 벌써 4년째다. 통증이 찾아오고 2년쯤 되자 경기 중 1이닝만 공을 던져도 팔이 어깨 높이 이상으로 올라가지 않았다. 김일중 씨는 자기관리를 못한 탓이라며 마운드에 올라가지 못하는 아쉬움을 이야기했지만, 정작 어깨 통증의 원인에 대해서는 단순한 근육통일 거라고만 생각했다. 제작팀은 김일중 씨의 어깨 상태를 확인해보기로 했다. 김일중 씨는 어깨 관절의 가동범위를 확인하는 내내 통증을 호소했고 한눈에 보기에도 등 왼쪽 어깨가 들려져 있었다. 공을 던질 때 자극을 받는 앞쪽 극하건에도 심한 통증을 느꼈다. 정확한 진단을 위해 실시한 초음파 검사에서 확인

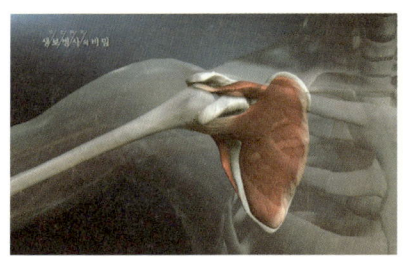 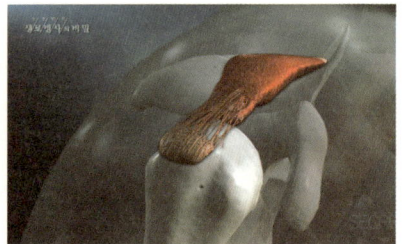

반복된 충돌로 인해 끊어진 힘줄

한 김일중 씨의 극상건은 정상 힘줄에 비해 1.5배 정도 부어있었다. 어깨충돌증후군이었다.

운동뿐 아니라 직업 특성상 어깨를 많이 사용하게 되는 이들도 쉽게 어깨충돌증후군에 노출된다. 24살의 젊은 요리사 최용진 씨는 어깨충돌증후군으로 인한 극심한 어깨 통증으로 직장을 그만둬야 했다. 단순한 근육통으로만 생각했던 통증은 날이 갈수록 뻐근한 정도가 심해지더니 한 달 정도 지나자 손 떨림 증상까지 나타났다. 칼질을 하는 도중에 갑자기 손에 힘이 빠져 칼을 놓쳐버린 적도 있다. 처음 병원을 찾을 당시 최용진 씨의 어깨 상태는 심각했다. 어깨 힘줄은 한껏 부어 있었고 부분적으로 파열된 부위에 찾아온 염증은 엄청난 통증을 유발했다. 힘줄이 감내할 수 있는 정도를 넘어선 무리한 팔의 사용이 불러온 퇴행성 변화의 결과였다.

의료진은 최용진 씨의 젊은 나이와 힘줄 상태를 이유로 수술보다 1년 정도 꾸준한 주사치료와 재활치료를 처방했다. 남아 있는 통증은 충격파를 발생시켜 통증부위를 자극하는 체외충격파 치료로 완화시킬 예정이다. 전문가들은 사고로 인해 인대가 완전히 끊어진 것이 아니라면 99%는 보존적 치료로도 충분히 회복이 가능하다고 설명한다.

석회화건염, 어깨 통증의 왕

석회화건염을 앓고 있는 구현호 씨는 가만히 앉아 있을 때도 어깨가 속에서 곪는 것처럼 욱신욱신 아프고 조금만 움직여도 날카로운 것으로 찌르는 듯한 통증으로 어깨 전체가 뻐근하다. 극심한 통증으로 팔을 올리는 것도 불편하다.

석회화건염은 힘줄 속에 하얀 분필가루와 같은 석회가 두텁게 쌓여 통증을 유발하는 질환으로, 통증의 왕으로 불릴 정도로 극심한 통증을 불러오는 것이 특징이다. 석회화건염은 몸속 특정 부위에 칼슘 성분(석회)이 침착되어 생기는데 주로 어깨 힘줄인 회전근개 중 혈액순환이 떨어지는 부분에 석회가 쌓이면서 염증을 일으킨다. 어깨의 과도한 사용이나 회전근개의 혈관 감소, 어깨 관절의 노화가 주된 원인으로 꼽힌다. 석회량이 많은 경우 3cm 이상으로 쌓일 수도 있는데 이를 방치할 경우 치약처럼 묽은 석회는 돌처럼 단단해지기도 한다.

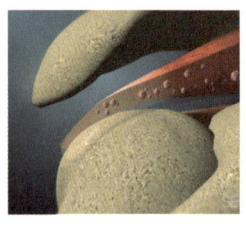
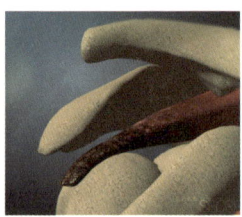

석회화건염 치료의 핵심은 석회를 제거해주는 것으로, 석회를 제거하면 통증은 사라진다. 석회층이 두껍게 쌓인 경우, 관절내시경을 이용해 석회가 쌓여 있는 힘줄에 구멍을 내고 그 주변을 압박해 석회와 염증 조직을 직접 제거한다. 수술을 통해 어깨에 있는 석회 대부분이 제거되기 때문에 석회화건염 환자들은 수술 직후 극심한 고통에서 해방된 표정을 짓는다.

하지만 힘줄 내부에 있는 석회는 제거가 어려운 경우가 많다. 수술 후 혹시 석회가 남아 있을 경우를 고려해 석회가 몸으로 다시 흡수될 수 있도록 스트레칭을 해주는 것이 좋다. 이후 간헐적으로 나타나는 통증은 소염제나 주사를 통해서 완화시킨다. 관절내시경으로 석회를 제거하는 것만으로 손쉽게 치료할 수 있다는 것이 다른 어깨 질환들과 구별되는 석회화건염의 장점이다.

간단한 동작으로 확인하는 나의 어깨 상태

여러 가지 이유로 '어깨에 이상이 있지 않을까?' 의심이 된다면 간단한 동작으로 어깨 상태를 확인해 보자.

- **편안한 자세에서 팔을 위로 올린다**
  ⇨ 팔이 아닌 목이 움직이거나 통증이 느껴진다면 어깨 건강이 좋지 않다는 신호

- **주먹을 쥐고 팔을 양 옆으로 어깨높이만큼 일자로 뻗은 뒤 엄지손가락이 아래로 향하도록 팔을 안쪽으로 돌린다**
  ⇨ 어깨에 힘이 빠져 팔이 떨어지거나 통증을 느낀다면 어깨 질환을 의심

어깨 통증,
정확한 진단과 근육이 답이다

어깨가 보내는
작은 신호를 놓치지 말자

극심한 어깨 통증으로 병원을 찾았다는 최혜민(66세) 씨는 팔을 어깨 위로 올리는 간단한 동작조차 쉽지 않다. 4년 전, 어깨 힘줄 파열로 수술을 받았지만 3개월 전부터 어깨 통증이 다시 시작됐다. 어깨에서 시작한 통증이 팔 전체로 퍼져 있는 상태다. 움직이지 않을 때도 통증이 계속되니 몸도 마음도 힘이 든다. 처음 통증이 시작됐을 때 최혜민 씨는 오십견이 찾아왔다고 생각해 많은 시간을 흘려 보냈다. 뒤늦게 검사를 통해 회전근개증후군이라는 진단을 받았다. 초음파를 통해 확인한 어깨 힘줄은 수술로도 다 붙이지 못할 지경으로 끊어졌고 근육에도 변성이 진행되고 있었다.

몸속 다른 관절과 다르게 어깨 관절은 회전근개라는 힘줄로 연결되어 있다. 60~70년 동안 사용하면서 상태를 점검하고 수리해 주지 않으면 힘줄과 연결된 근육까지 지방 등으로 변하면서 힘줄은 더욱 약해진다. 이렇게 힘줄과 연결된 근육에 변성이 진행되면 힘

	오십견 등 염증성 어깨 질환	회전근개 증후군	석회화건염	어깨충돌 증후군
아픈 부위	어깨 전체 또는 앞뒤가 주로 아프다.	어깨 바깥쪽이 주로 아프다.	어깨 전체가 아프다.	어깨 바깥 위쪽이 주로 아프다.
통증 발생 자세	팔을 앞, 뒤, 옆, 위로 움직일 때 경미한 통증이 발생한다.	팔을 위로 올리거나 뒤로 돌리면 아프다.	가만히 있어도 아프다.	옆이나 위로 들어 올릴 때 아프다.
움직임의 변화	팔을 위로 올리거나 뒤로 돌리기가 어렵다.	없다. (완전 파열의 경우, 팔을 아예 들어 올리지 못한다)	통증에 의해 움직이지 못한다.	없다.
수면 중 통증	심야에 통증이 심해진다.	때때로 있다.	심야에 통증이 심해진다.	없다.
어깨 외관 변화	모든 어깨 근육이 위축된다.	어깨 근육 위쪽이 위축된다.	붓고 붉은 발적이 일어난다.	없다.

어깨 질환 자가 구분법

줄이 저절로 찢어지기도 하고 충격에 의해서 파열이 더 진행되기도 한다. 적시에 정확한 진단을 받고 알맞은 치료를 해야 하는 절박한 이유다.

다양한 어깨 질환은 통증이라는 증상이 비슷해 헷갈리기 쉽다. 환자 스스로 속단하지 말고 전문의를 찾아 정확한 진단을 받는 것이 무엇보다 중요하다. 어깨가 보내는 작은 신호에 관심을 기울이는 것이 건강한 어깨를 지키는 첫걸음이다.

근육이 있어야 어깨가 든든하다

어깨는 4개의 회전근개로 움직이지만 힘줄만으로는 360도 회전을 완벽하게 하지 못한다. 어깨를 둘러싸고 있는 근육이 튼튼해야 회전근개가 닳고 힘이 떨어져도 원만히 팔을 움직일 수 있다. 또한 팔을 들어 올리고 움직이게 해주는 어깨 근육이 많으면 어깨 질환이 찾아와도 금방 회복되고 치료 결과도 좋다. 어깨에 근육이 없으면 온전히 회전근개만으로 팔을 들어 올리고 어깨를 돌려야 하기 때문에 회복이 더디고 통증도 심해진다.

스트레칭이나 운동으로 단련시켜주지 않으면 어깨 근육은 금방 소실된다. 어깨 질환이 심해져 근육이 변성돼 마르는 경우도 있다. 이런 상태로 어깨를 오래 방치하면 힘줄은 닳고 근육은 사라져 상태는 점점 심해진다. 어깨 근육이 마르는 지경까지 간 경우에는 수술과 재활로 원인 질환을 해결해도 원래 상태의 어깨로 돌아가는 데는 상당한 시간이 걸린다. 제 기능을 잃은 어깨는 만성통증의 원인이 되기도 한다.

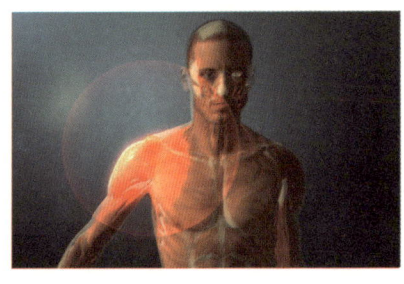

그렇기 때문에 어깨 통증을 단순히 근육통으로 생각하고 오래 방치하는 것은 매우 위험하다. 통증을 방치하는 사이 힘줄이 닳고 끊어지는 것도 문제지만, 통증 때문에 어깨를 제대로 움직이지 않게 되어 병을 더 키우게 된다. 처음 약간의 불편감이 점점 더 심한 통증이 되고, 더 나아가면 팔이 돌아가지 않는다.

어깨 근육을 튼튼하게 만드는 규칙적인 운동습관을 가져야 한다. 흔히 하체운동을 중요시하고 팔은 항상 움직이기 때문에 따로 운동이 필요하지 않다고 생각하는데 그렇지 않다. 건강한 다리를 위해 걷기를 하듯 건강한 어깨를 위해서 어깨에 특화된 운동이 필요하다. 밴드를 이용하거나 가벼운 도구를 이용한 운동이 좋다.

그러나 어깨 근육은 하루아침에 만들어지지 않으므로 평소 생활관리 또한 중요하다. 어깨에 통증이 있거나 어깨 질환을 앓은 경험이 있다면 담배를 끊어야 한다. 정상적인 어깨 속 혈관은 선명한 붉은 색을 띠며 힘줄과 근육에 산소와 영양분을 공급한다. 흡연은 혈관 수축작용을 유발하고 혈압을 올리며 혈관이 딱딱하게 굳는 경색도 악화시킨다. 흡연으로 힘줄과 근육에 산소와 영양분이 제대로 공급되지 않으니 어깨가 건강해질 리 없다.

어깨 질환,
수술만큼 환자의 재활이 중요하다

올해 초, 등산길에 넘어져 어깨를 크게 다쳤던 이한규(60세) 씨는 큰 외상이 없어 단순 타박상이라 생각했다. 하지만 점점 심해지는 통증에 병원을 찾았고, 어깨를 둘러싸고 있는 회전근개 앞쪽에 위치한 견갑하근 파열이라는 진단을 받았다. 관절막 사이로 관절액이 흘러 나올 만큼 상태가 심각했던 이한규 씨는 곧바로 찢어진 힘줄을 봉합하는 수술을 받았다.

수술 후 한 달 째, 이한규 씨는 재활치료에 열심이다. 적절한 재활치료는 약해진 어깨 근육을 강화시키는 데 중요한 역할을 한다. 보통 수술 후 초기의 재활은 관절이 정상적인 각도를 찾는 게 목적이다. 관절 수술 부위가 충분히 안정되고 난 후 정상적인 각도가 나오

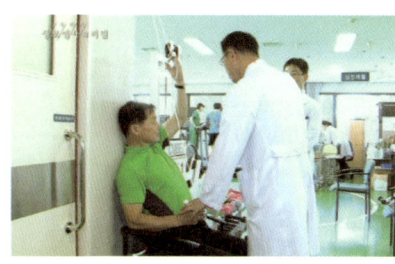 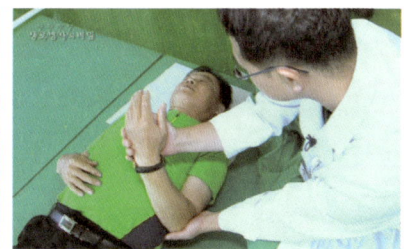

면 그때 근력 강화 운동이 진행된다.

그간 이한규 씨는 수술과 통증으로 굳어진 근육을 풀어주는 유연성 운동에 매진해왔다. 회복속도가 빨라 관절운동 단계를 단기간에 마친 이한규 씨에게 근력 강화 운동을 진행해도 좋다는 처방이 내려졌다. 수술 후 한 달 만이었다.

이한규 씨는 집에서도 재활치료를 게을리하지 않는다. 약이나 진통제에 의지하지 않고 하루에도 몇 번 씩 병원에서 가르쳐 준 재활 운동을 반복하며 스스로 어깨 통증을 이겨내기 위해 노력한다. 스트레칭을 한 후에는 벽에 손을 올리며 어느 정도까지 손이 올라가는지 매일 체크한다. 처음에 6cm밖에 올라가지 않던 팔이 36cm까지 올라간다. 매일 운동 일지를 쓰며 어깨 통증을 관리하고, 통증으로 인해 제한된 운동 범위를 꾸준히 넓혀온 덕분이다.

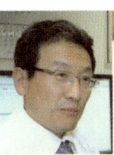

Doctor Says
의사의 수술치료보다 환자 자신의 재활이 더 중요하다

"의사의 봉합 과정보다 수술 후에 환자의 재활치료가 더 중요하다. 어떤 수술이든지 재활치료가 똑바로 이뤄지지 않으면 환자한테는 결국 통증과 운동 제한의 후유증만 남게 된다.

— 전인호 교수(서울아산병원 정형외과)

PART 3

류마티스 관절염은 대표적인 자가 면역질환으로 염증 물질이 신체 각 부위를 흘러 다니면서 몸의 이곳저곳에서 통증을 일으킨다. 특히 무릎에 생기는 류마티스 관절염은 근육의 위축과 운동 장애를 초래해 노년의 삶을 더욱 힘들게 한다. 아직까지 명확한 발생 원인이 밝혀지지 않은 질환인 만큼, 통증 완치를 위해서는 조기진단과 조기치료가 무엇보다 중요하다.

무릎

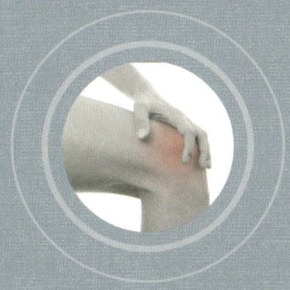

무너지는 관절을 지켜라

참고 견디는 병이 아니다,
류마티스 관절염

　　　　　류마티스 관절염은 염증이 파고들어 관절을 파괴하는 질환으로 우리나라 국민 100명 중 1명이 앓고 있을 정도로 흔한 질병이다. 하지만 정작 류마티스 관절염에 대해 제대로 알고 있는 사람은 많지 않다. 류마티스의 '류마'는 '흐르다'라는 뜻을 가진 라틴어다. 즉, 염증 물질이 신체 각 부위를 흘러다니면서 우리 몸의 이곳저곳에서 통증을 일으키는 것이 류마티스 관절염인 것이다. 전체 환자의 70~80%는 여성으로 남성과 비교했을 때 3배 이상 발병률이 높다. 특히 무릎에 생기는 류마티스 관절염은 근육의 위축과 운동 장애를 초래해 노년의 삶을 더욱 힘들게 만드는 질병이다. 건강하던 삶에 갑자기 찾아와 인생을 바꿔놓는 류마티스 관절염, 그러나 완치를 향한 노력은 오늘도 계속되고 있다.

면역세포가
뼈와 관절을 공격한다

올해 45세의 주부 심현주 씨는 18년째 류마티스 관절염을 앓고 있다. 류마티스 관절염으로 손과 발이 모두 변형돼 아이의 작은 장난감 하나를 치우는 일조차 쉽지가 않다. 주방에서 사용하는 용기를 만질 때도 고무장갑을 사용해야 겨우 뚜껑을 열 수 있는 상황이다. 최대한 손목과 관절에 무리가 가지 않게 하는 것, 그것이 심현주 씨가 신경 쓰는 것이다.

20대에 처음 류마티스 관절염 진단을 받은 그녀는 처음에는 증상으로 나타나는 통증과 부종을 대수롭지 않게 여겼다. 직장생활의 피로 때문에 찾아온 단순한 질병으로 넘겼다. 그러나 잠을 푹 잤는데도 피곤이 가시지 않고, 몸이 뻣뻣해지는 증상이 나타나자 생각하는 것보다 질병이 심각할 수 있다는 생각을 했다. 발이 붓고 손발에 열감이 찾아오고 나서야 병원을 찾았다. 류마티스 관절염 진단을 받은 심현주 씨의

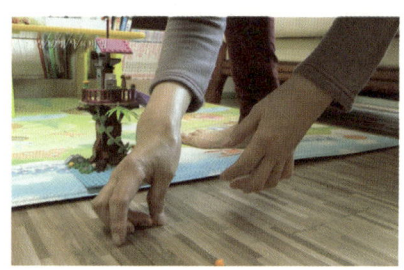

생활은 모든 것이 바뀌었다. 직장생활도 하지 못하고 투병과 치료에 많은 시간과 에너지를 쏟아야 했다. 꽃같이 젊은 나이에 류마티스 관절염 진단을 받고, 인생이 송두리째 바뀐 상황이 몹시 안타까울 뿐이다.

심현주 씨를 괴롭히는 류마티스 관절염은 도대체 어떤 병일까? 우리 몸에는 외부에서 침입한 병균으로부터 우리 몸을 방어하는 '면역세포'가 있다. 그런데 면역 기능의 이상으로 면역세포들이 오히려 내 몸을 공격해 손상을 주는 일이 생긴다. 이를 '자가 면역질환'이라고 한다.

류마티스 관절염은 대표적인 자가 면역질환으로 면역세포가 뼈와 뼈 사이에서 윤활유 역할을 하는 활액을 감싸고 있는 활막을 지속적으로 공격해 염증을 일으킨다. 또한 오랜 기간 온몸에서 염증이 계속되는 만성 염증성 전신질환이기도 하다. 류마티스 관절염으로 시작된 활막의 염증은 점차 주위의 연골과 뼈로 번지고 결국, 관절의 파괴와 변형을 초래한다. 그러나 아직까지 류마티스 관절염이 발생하는 이유에 대해서는 정확히 밝혀지지 않았다. 여러 연구들을

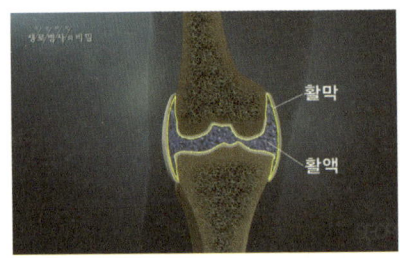 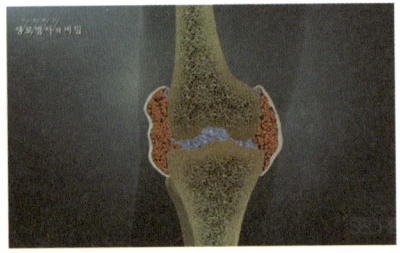

주위 연골과 뼈로 퍼진 활막의 염증

종합해 보면 어떤 유전적인 소인이 있고, 거기에 더불어 흡연이나 치주염 같은 환경적인 인자가 관여해 자가 면역을 시작한다고 추정될 뿐 명확한 원인은 없는 상황이다.

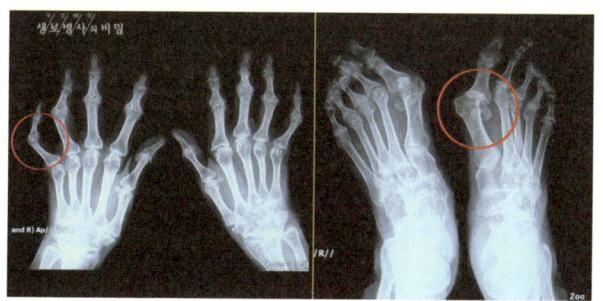

변형된 관절 모습

20년 가까운 세월 동안 류마티스 관절염은 심현주 씨의 관절에 어떤 영향을 미쳤을까? 정기검진을 통해 확인한 그녀의 관절은 한눈에 봐도 변형이 심각했다. 엑스레이 사진에서 손가락과 손목 관절의 변형이 보였고, 손가락 중간마디 뼈 관절과 손가락마디 뼈 관절에까지 변형이 와 있었다.

이처럼 류마티스 관절염의 주요 증상은 잘 알려진 대로 관절의 변형이다. 류마티스 관절염에 의한 활막의 염증이 무릎 관절에 침범하게 되면 대퇴 근육의 위축과 무릎 관절의 운동 장애가 초래된다. 또한 관절염으로 인한 인대 손상이나 연골 파괴 등으로 관절의 안정성을 유지하기 어렵기 때문에 소위 안짱다리라고 하는 내외반 무릎과 같은 관절 변형이 유발된다.

관절염이 몸속 장기도 손상시킨다

류마티스 관절염으로 유발된 염증은 단순히 뼈와 관절에만 영향을 주지 않는다. 몸속 장기에까지 영향을 미쳐 생명을 위협한다. 류마티스 관절염이 무서운 또 다른 이유다.

뇌졸중에 걸린 남편을 간호하던 황정인 씨는 최근 류마티스 관절염 진단을 받고 고통의 시간을 보냈다. 2년 전, 다리는 물론 온몸이 아파오기 시작했다. 최근에는 통증이 너무 심해 화장실도 갈 수가 없었다. 그런데 어느 날, 폐에도 이상이 찾아왔다. 황정인 씨는 가슴이 갑갑하고 숨이 차오자 스스로도 병에 걸린 것을 직감했다. 아이를 낳는 것보다 더 심한 고통을 느낀 황정인 씨는 검사를 받았다. 의료진은 류마티스 관절염을 제때 치료하지 않아 류마티스성 전신 증상이 나타난 것을 의심했다. 검사 결과를 바탕으로 폐 조직이 딱딱하게 굳어가는 특발성 폐 섬유화증이 진단됐다.

류마티스 관절염에 걸리면 관절에서 시작된 염증이 전신으로 퍼

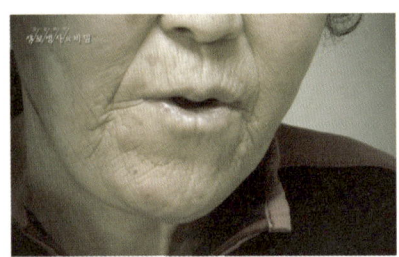
황정인 씨의 힘든 호흡

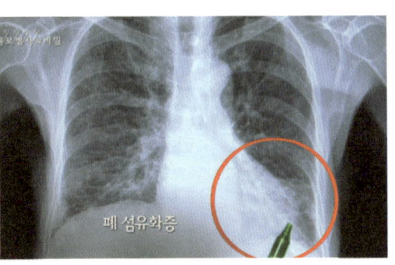
황정인 씨 폐 사진

져나가면서 간질성 폐렴이나 폐 섬유화증이 나타날 수 있다. 황정인 씨의 폐 CT 사진에서도 아래로 내려갈수록 염증에 의한 음영이 생기는 것을 확인할 수 있다. 그렇다면 류마티스 관절염이 다른 신체 장기를 손상시키는 이유는 무엇일까?

우리 몸의 여러 가지 백혈구들은 세균이나 바이러스로부터 우리 몸을 보호하는 면역 작용을 한다. 하지만 면역 기능에 이상이 생기면 몸의 면역세포들이 오히려 내 몸을 공격하는 '자가 면역질환'이 발생한다. 자가 면역으로 인해 발생한 염증은 주로 관절을 공격하지만, 류마티스 관절염은 혈관에도 침범하기 때문에 모든 혈관에서 염증이 발생할 수 있다. 따라서 치료가 빨리 이뤄지지 않으면 염증 세포가 폐, 심장, 신장 등 주요 장기를 공격하게 된다. 한 예로 염증 반응 때문에 혈관이 막히게 되면 심근경색이 찾아올 수 있다. 실제로 류마티스 관절염 환자들을 관찰한 결과, 일반인들에 비해 고지혈증, 동맥경화 같은 심혈관계 질환에 걸릴 확률이 2배나 높은 것으로 조사됐다.

통증 완치, 조기진단과 조기치료가 중요하다

일단 류마티스 관절염이 발병하면 통증이 너무 심해 일상생활을 하지 못한다. 또 빨리 좋아지지 않고 수년간 지속되므로 인간관계를 유지하기도 힘들다. 기본적인 생활을 할 수 없어 마음까지 힘들어지는 경우가 많다. 육아와 가사를 담당하는 중년 여성 류마티스 관절염 환자의 경우 특히 가사가 힘들고 육아도 어려워 많은 정서적인 어려움을 겪게 된다. 류마티스 학회의 조사 결과에 따르면 건강한 사람의 삶의 질 점수를 1로 봤을 때 류마티스 환자들의 삶의 질 점수는 암 환자보다도 낮은 0.68점으로 나타났다. 류마티스 관절염 환자들이 느끼는 감정은 '걱정'이 53%로 가장 많았고, 불안함, 무기력함, 우울함의 부정적 감정들이 뒤를 이었다. 통증으로 몸만 무너지는 것이 아니라 마음까지 무너질 수 있는 것이다.

류마티스 관절염 환자들이 정서적 어려움까지 겪게 되는 가장 큰 이유는 진단까지 시간이 오래 걸려 통증과 함께 방치된 기간이 너무 길기 때문이다. 류마티스 관절염을 앓는 노인들 대부분은 관절이 뻣뻣하고 아픈 증상이 퇴행성 관절염이라고 자가 진단한다. 류

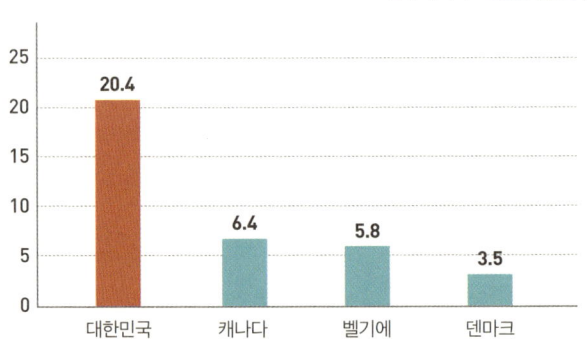

국가별 류마티스 관절염 진단 지연 시기 비교

마티스 관절염에 대한 인식이 부족해 초기 증상을 다른 질환으로 오해하는 것이다. 류마티스 관절염을 퇴행성 관절염으로 오해한 환자들은 약을 먹거나 물리치료 혹은 민간요법에 의지해 통증을 조절하려 한다. 그러다 도저히 해결이 안 되겠다 싶을

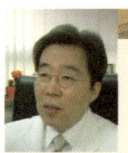

Doctor Says
파괴된 뼈와 연골은 돌아오지 않는다

"류마티스 관절염이 발생되고 적어도 6개월에서 1년 이내 치료를 하지 않으면 관절 연골이나 뼈가 파괴된다. 일단 파괴가 된 연골과 뼈는 어떤 좋은 치료를 한다고 해도 돌아오지 않는다. 적절한 치료를 통해 뼈와 연골이 파괴되지 않도록 하기 위해서는 조기진단과 조기치료가 중요하다."
_배상철 교수(한양대병원 류마티스내과)

때 병원에 가는데 그 시기가 상당히 늦다. 때문에 이미 관절이 아프고 부어 변형까지 찾아온 후에야 진단이 되는 경우가 많다. 우리나라의 경우, 류마티스 환자가 첫 증상이 나타나고 진단까지 걸리는 시간이 평균 20.4개월로 조사됐다. 증상이 생기고 6개월 이내를 조기진단이라 하는데, 이를 한참 넘어서는 기간이다.

10년 째 류마티스 관절염을 앓고 있는 김설 씨는 긴 투병 생활이 무색하게 관절의 변형은 물론 통증도 전혀 없는 상태다. 과연 류마티스 관절염은 치료가 된 것일까? 정기검진으로 병원을 찾은 김설 씨의 현재 상태를 DAS28 검사로 확인해 보았다. DAS28은 류마티스 관절염의 상태와 정도를 측정하는 '질병 활성도 평가'로 앉아 있는 상태에서 손가락, 손목, 팔꿈치, 어깨, 무릎의 28개 관절이 붓거나 통증이 있는지를 확인하고 환자가 느끼는 통증의 정도와 혈액검사를 통한 의료진의 평가를 합쳐 점수화한 것이다. 김설 씨 혈액

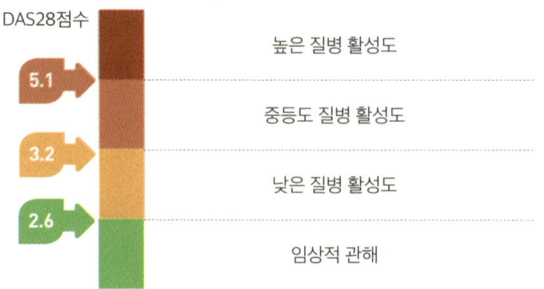

DAS28 점수와 질병 활성도

검사의 염증수치는 1.0이 나왔다. 8까지가 정상범위이므로, 김설 씨의 염증수치 1.0은 염증이 없는 상태를 의미한다. 의료진 평가까지 종합한 김설 씨의 DAS28 수치는 1.2였다. 우리나라를 비롯한 유럽과 미국의 류마티스 학회에서는 DAS28 점수가 2.6 미만일 때를 임상적 '관해'로 인정하고 있다. 관해란 병의 증상이나 증후가 사라진 상태를 말한다. 2.6 미만이면 관해 판정을 받으므로 김설 씨에게는 관해 상태 진단이 내려졌다.

김설 씨와 의료진은 몸의 이상을 느낀 후 곧바로 병원을 찾은 덕분에 통증 없는 시간을 맞을 수 있게 됐다고 평가했다. 전문가들은 류마티스 관절염을 산불에 비유한다. 처음 관절에서 시작된 염증은 끄기가 쉽다. 하지만 염증세포들이 폐나 심장까지 영향을 미치면 속수무책이 된다. 초기에 염증을 잡아야 관절염 치료도 잘 되고 적극적인 치료를 통해 관해 판정도 받을 수 있다. 류마티스 관절염은 더 이상 불치병이 아니다.

PLUS PAGE

생물학적 제제로
완치를 바라보는 환자들

최근에는 류마티스 관절염의 통증을 줄이는 치료뿐 아니라, 염증 자체를 억제해 관절의 변형과 파괴를 예방하는 다양한 치료제들도 개발되고 있다.

미국 워싱턴의 한 병원에서 만난 로이드 맥콰이어(65세) 씨는 류마티스 관절염 환자로는 믿기 어려울 만큼 건강한 모습이다. 하지만 류마티스 관절염이 처음 발병했을 때는 지금과 같지 않았다. 류마티스 관절염은 그의 인생을 완전히 바꿔놓았다.

외향적인 성격으로 연예인으로 활동하며 여러 무대에 올랐지만 류마티스 관절염을 앓은 직후 모든 활동을 접어야 했다. 침대에서 일어나는

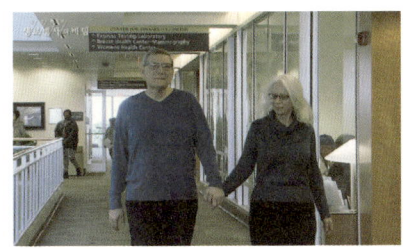

데만 45분에서 1시간씩 걸리고 지팡이나 아내가 끄는 휠체어에 의지하지 않고는 바깥 활동도 할 수 없었다.

병원을 찾았을 때 로이드 씨는 손목을 포함한 여러 관절에 염증이 있었다. 로이드 씨는 약물치료와 염증 자체를 억제할 수 있는 생물학적 제제 주사치료를 병행했다. 통증과 부종은 서서히 줄어들었고 지금은 예전의 모습을 거의 찾아가고 있는 중이다.

일란성 쌍둥이인 이정균, 이민균 형제 역시 생물학적 제제의 수혜자들이다. 쌍둥이 형제 역시 약물치료와 생물학적 제제를 병행해 치료를 받고 있다. 형제는 5년여 전부터 류마티스 관절염을 앓고 있다. 동생인 민균 군이 14살이 되던 해 류마티스 관절염 진단을 받고 정확히 2년 후, 형에게도 같은 병이 찾아왔다. 주기적으로 염증이 재발하면서 힘든 청소년기를 보냈지만 형제는 서로를 다독이며 적극적인 치료를 받았다.

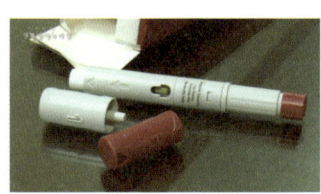

형제는 2주에 한 번씩 스스로 배에 생물학적 주사제를 놓는다. 직접 주사를 놓는 일이 쉽지는 않지만 두려움을 이겨내는 것이 병을 이겨내는 지름길이라 믿고 있다. 정기검진 중 하나인 혈액 검사를 통해 형제의 염증수치를 확인해 보았다. 관절염 때문에 치솟았던 염증수치는 정상으로 돌아와 있었다. 약과 주사를 병행해 꾸준히 치료한 덕분에 무리하지 않는 범위 내에서는 스트레칭도 가능하다. 이대로 간다면 완치로 진행될 가능성도 상당히 높다. 앞으로는 약을 줄여나가면서 2

주에 한 번씩 맞는 생물학적 주사제도 줄여나갈 계획이다.

그런데 생물학적 제제를 사용하는 류마티스 관절염 환자들 중 일부는 잠복결핵 활성화, 폐렴과 폐결핵 등의 위험을 우려하기도 한다. 생물학적 제제는 근본적으로는 과잉 면역 반응을 억제하는 치료법으로, 면역이 떨어지는 등 면역계 이상이 생기면 잠복 질환이 활성화되는 부작용이 나타날 수도 있다.

이에 대해 국내 많은 전문가들은 우리나라가 결핵과 B형 간염 유병률이 높아 생물학적 제제를 투여할 때 감염이 활성화될 수 있다는 우려를 인정하면서도, 이러한 감염 위험이 류마티스 관절염 치료를 상쇄할 만큼의 위험을 갖고 있다고 보기 어렵다고 설명한다. 모든 환자들은 생물학적 제제 사용 전에 B형과 C형 간염 검사를 하고, 위험도 평가 후에 제제를 사용하게 된다. 또한 활동성 및 잠복결핵 감염에 대한 검사도 진행하며 필요시에는 항결핵치료 후 제제를 사용한다.

류마티스 관절염은 현대의학의 발전과 연구진들의 노력으로 완치를 향해 나아가고 있다. 하지만 꼭 염두에 두고 잊지 말아야 할 것은 주변의 소문이나 부정확한 정보에 의지해 시간을 허비해서는 안 된다는 것이다. 초기에 치료할수록 빨리 완치될 수 있다. 류마티스 관절염은 이제 불치병이 아니다. 완치의 기회를 놓쳐서는 안 된다.

류마티스 관절염 vs 퇴행성 관절염

무릎은 우리 몸에서 가장 큰 관절이다. 아랫돌에 윗돌을 고여 놓은 모양으로 두 뼈를 인대와 힘줄이 붙들고 있다. 흔히 무릎에 많이 찾아오는 질환은 관절염이다. 류마티스 관절염보다는 퇴행성 관절염의 비중이 높다. 몸의 하중이 골고루 분산되지 못하고 무릎에 집중되기 때문에 퇴행성 변화가 많이 온다. 하지만 무릎이 아프다고 해서 100% 퇴행성 관절염이라고 속단해서는 안 된다. 류마티스 관절염 역시 점차 증가하고 있다. 무릎에 찾아오기 쉬운 류마티스 관절염과 퇴행성 관절염의 구분법에 대해 자세히 알아보자.

원인도, 통증 부위도, 치료법도 다르다

류마티스 관절염 환자들은 대부분 퇴행성 관절염과 류마티스 관절염을 잘 구분하지 못한다. 류마티스 관절염을 퇴행성 관절염으로 생각하고 방치하는 경우도 많다. 두 질환의 차이점을 잘 알아두면 류마티스 관절염을 적시에 진단해낼 수 있다.

퇴행성 관절염은 주로 50대 이후에 나타난다. 노화로 관절의 연골이 닳아 없어지면서 뼈와 뼈가 맞닿게 되고 결국 관절이 파괴된다. 이에 반해 류마티스 관절염은 관절 내부의 면역세포가 관절의 활막을 공격해서 활막에 염증이 생기는 병이다. 염증은 연골 손상으로 이어지고 결국 관절의 파괴와 변형을 일으킨다.

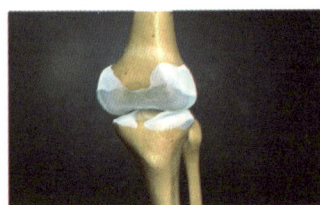 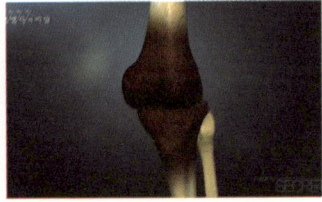

퇴행성 관절염

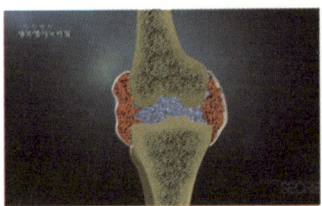 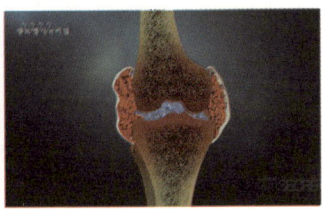

류마티스 관절염

퇴행성 관절염과 류마티스 관절염 구분하기

	퇴행성 관절염	류마티스 관절염
원인	노화와 반복적인 관절 사용으로 관절을 보호하고 있는 연골 조직이 닳아 없어져 발생	면역세포가 뼈와 뼈 사이의 활막을 공격해 지속적으로 염증을 일으키는 만성 염증성 전신질환
증상	뼈와 뼈가 맞닿는 과정에서 염증이 생겨 관절이 파괴되면서 통증이 발생	· 활막에 생긴 염증이 연골과 뼈로 번져 관절의 파괴 및 변형을 일으키고 극심한 통증, 피로감, 체중감소가 나타남 · 이른 아침부터 관절의 강직이 지속되면서 통증이 심해지고 전신증상이 동반
주요 증상 부위	체중의 상당 부분을 지탱하는 무릎 관절에서 자주 나타나고 어깨, 고관절, 손가락의 끝 마디 등에서 발병	· 통증이 허리를 제외한 모든 관절을 옮겨 다니며 동시다발적으로 발생 · 무릎이나 어깨처럼 큰 관절보다는 손목과 손가락 등 작은 관절에서 많이 발생하고, 손가락 중간 마디와 첫 마디 사이가 도드라지는 것이 특징
경과	· 초기에는 관절을 움직일 때에만 증상이 나타나지만 병이 진행될수록 움직임에 관계없이 통증이 지속 · 관절을 사용할수록 통증이 심해지고 휴식을 취하면 다소 완화	관절 마디가 붓고, 누르거나 움직일 때 통증이 악화

통증 부위도 차이가 난다. 퇴
행성 관절염은 우리 몸을 지탱
하는 큰 관절에서 비대칭적으
로 나타나는 반면, 류마티스 관
절염은 손목, 발목 등 작은 관절
에서 대칭적으로 발생하고 주로

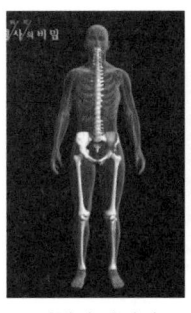
퇴행성 관절염

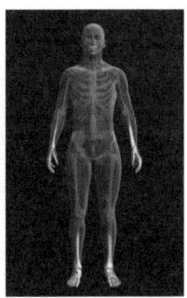
류마티스 관절염

아침에 통증이 심하다. 하지만 류마티스 관절염과 퇴행성 관절염의 초기 증상에는 차이가 거의 없어 구별하기가 쉽지 않다. 퇴행성 관절염이나 류마티스 관절염 모두 여러 군데 관절이 돌아다니면서 다 아프다고 느낄 수 있다. 다만 퇴행성 관절염보다 류마티스 관절염이 압통이라든지 부종이 조금 더 심하다. 초반에는 증상의 차이가 크게 없어 자각이 어려울 수 있다. 의심이 된다면 일단 전문의를 찾는 것이 통증을 미연에 방지할 수 있는 가장 좋은 방법이다.

자가 진단과
속단은 금물이다

인천 강화에 사는 김옥란(72세) 씨는 2년 전 극심한 통증에 시달리며 고통스러운 시간을 보냈다. 요즘처럼 남편과 함께 식사를 하게 될 줄은 상상도 못했던 시간이었다. 당시 김옥란 씨가 호소한 주요 증상은 어깨와 손목이 쑤시고 아프면서 열이 나는 것이었다. 손가락의 부종도 심각한 수준이었다. 김옥란 씨는 이러한 증상을 노화로 인해 찾아오는 퇴행성 관절염이라고 생각했다. 거의 모든 관절에서 부종과 압통이 있었고 손목 관절, 발목 관절, 무릎 관절 등에서 통증이 굉장히 심했지만 물리치료로 통증을 참으며 2년의 시간을 보냈다. 혼자서는 걸을 수도 없을 만큼 증세가 악화돼서야 병원을 찾았다.

초음파 사진으로 확인한 김옥란 씨의 손목 관절은 염증으로 인해 활막액이 증가한 상태였다. 정상인의 엑스레이 사진과 비교해보면 뚜렷한 차이가 한눈에 보인다. 정상인의 엑스레이에서는 뼈 사이의 공간을 뚜렷이 확인할 수 있는 반면 김옥란 씨의 엑스레이에서는 뼈 사이사이 공간이 거의 사라져 마치 하나의 뼈처럼 보인다.

김옥란 씨는 류마티스 관절염을 앓던 1년이 마치 10년 같았다고 말한다. 의료진들은 김옥란 씨와 같이 류마티스 관절염을 퇴행성 관절염으로 오인하고, 오래도록 병을 방치한 환자들을 볼 때마다 안타까운 마음이 든다고 한다. 때문에 나이가 들어 찾아오는 통증이 자연스러운 노화의 산물이 아니라 '이유 있는 통증'임을 알아채

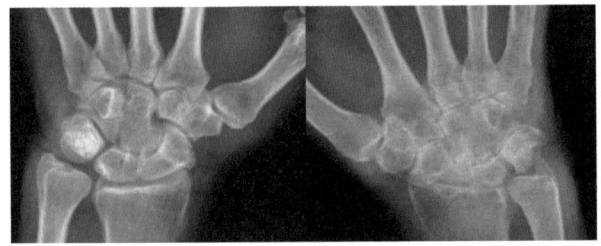

정상인 엑스레이　　　　　김옥란 씨 엑스레이

야 한다고 더욱 강조한다.

　최근에는 류마티스 관절염 발병이 늦어져 60대 이후에 발병하는 환자들이 많아지고 있는 추세이다. 60대 이후에도 안심하기보다 정확한 류마티스 관절염 검사와 치료가 필요한 이유이다.

　이혜정 씨는 최근에 얼굴이 붓고, 아침에 일어나면 손가락이 아파왔다. 특히 손가락 끝 마디가 아프고 조금씩 굵어졌다. 동네병원에서 류마티스 인자 수치를 검사한 결과, 이혜정 씨의 류마티스 인자 수치는 180이었다. 정상범위는 15 미만이므로 10배가 넘는 수치였다. 결과를 확인한 병원에서는 류마티스 관절염을 의심하고 대학병원을 찾아갈 것을 권했다.

　대학병원에서 이혜정 씨는 혈액 검사, 방사선 검사, 관절손상여부 검사를 받았다. 류마티스 관절염을 예상했지만 이상하게도 검사 결과는 퇴행성 관절염이었다. 류마티스 인자 수치는 높지만 항CCP 항체 검사가 음성으로 나타났기 때문이다. 류마티스 관절염의 중요

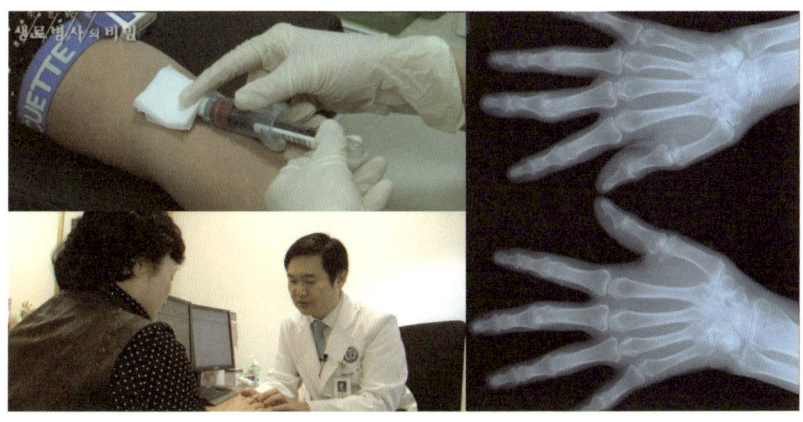

퇴행성 관절염 진단을 받은 이혜정 씨 검사 모습

한 판단척도가 되는 '항CCP항체 검사'는 류마티스 관절염과 연관성이 높은 자가항체를 이용한 검사로, 류마티스 인자 검사보다 진단 특이도가 매우 높아 정확도 역시 더 높은 검사다.

이혜정 씨의 관절손상여부 검사에서도 퇴행성 관절염 소견이 나왔다. 손의 경우, 류마티스 관절염은 손가락의 중간 마디나 손가락과 손등이 만나는 부위가 많이 아프지만 퇴행성 관절염은 손가락 끝 마디가 주로 아프다. 그렇다면 왜 류마티스 관절염이 아닌데도 불구하고 류마티스 인자 수치가 높았던 것일까?

나이가 들면 류마티스 인자 수치가 좀 더 높게 나오는 경향이 있다. 여러 감염 질환에 감염된 경우에도 류마티스 인자 수치가 높게 측정되는데 특히 우리나라의 경우, B형간염 환자 또는 결핵 환자에게서 류마티스 인자가 높게 나온다. 바이러스 질환을 앓았을 때도 류마티스 인자가 높게 나올 수 있다. 이러한 원인들로 인해 우리나라 인구의 5%는 류마티스 인자 검사에서 양성 반응을 보인다. 그러나 류마티스 관절염의 유병률은 1%로 약 4%는 가짜 양성인 셈이다.

증상이 나타났을 때
빨리 상담을 받아야 한다

이제는 어딘가에서 할아버지 소리를 들을 법한 신영식(62세) 씨도 류마티스 관절염 환자다. 발가락부터 턱까지 엄청난 통증이 찾아와 인생을 포기하고 싶은 지경까지 갔었지만 신영식 씨는 그저 운동부족 때문이라고만 생각했다. 병원을 찾아 치료하는 대신 운동장을 찾았다. 결국 통증이 나날이 심해져 혼자 음식도 못 먹을 정도가 돼서야 병원 문을 밟았다.

검사 결과 신영식 씨의 몸에는 까만 염증이 곳곳에 자리 잡고 있었다. 류마니스 관절염 진단을 받았을 때 신영식 씨는 매우 의아했다. 류마티스 관절염이 여성들 특히 할머니에게만 찾아오는 질환이라고 알고 있었기 때문이다. 지금은 꾸준한 치료로 불편함 없는 생활을 할 수 있게 됐지만, 아직도 잘못된 정보로 병을 키웠던 과거를 생각하면 가슴을 쓸어내린다. 비교적 발병 초기인 6개월에서 1년 안에 류마티스 관절염을 진단하고 치료하면 관절과 뼈의 변형을 막을 수 있다. 하지만 이 시기를 놓쳐 한번 손상이 일어나면 이를 회복하기란 불가능하다. 따라서 증상이 나타났을 때 되도록 빨리 전문의와 상담해야 한다. 어떤 증상이 나타났을 때 류마티스 관절염으로 의심할 수 있을까?

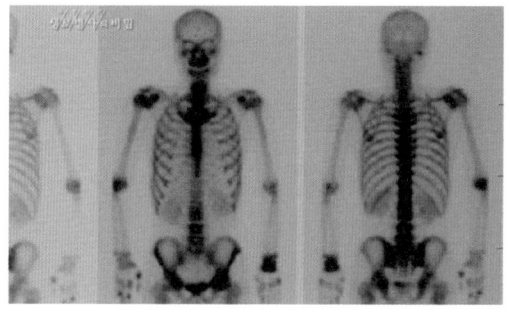

류마티스 관절염을 의심해야 하는 3가지 증상

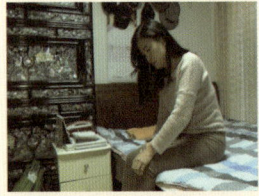

기상 후 30분 이상 관절이 뻣뻣할 때

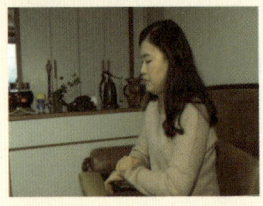

3곳 이상의 관절이 붓거나 아프고 열이 날 때

위와 같은 증상이 6주 이상 지속될 때

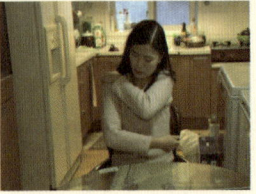

관절이 대칭적으로 아플 때

위와 같은 증상이 6주 이상 지속된다면 반드시 전문의를 찾아야 한다. 시간이 지체될수록 염증세포가 온몸의 장기들을 공격한다.

한편, 퇴행성 관절염도 류마티스 관절염처럼 손상 초기에 진단하면 통증을 줄이는 것은 물론 퇴행성 관절염의 진행도 예방할 수 있다. MRI 검사를 통해 퇴행성 관절염으로 인한 연골 등의 조직 손상을 알아낼 확률은 80~90% 정도이다. 6개월 이상 무릎 통증이 지속되고 이유 없이 무릎이 붓거나, 무릎의 자세를 변경할 때 또는 양반다리를 할 때 무릎 안쪽에서 통증이 오는 경우, 계단을 오르내릴 때 통증이 심하게 찾아오는 경우에는 퇴행성 관절염을 의심하고 전문의를 찾는 것이 좋다.

PART 4

손은 아침에 일어나 잠들기까지 쉴 새 없이 움직이고, 발은 하루 700톤에 달하는 하중을 견디며 땅에 몸의 움직임을 전달한다. 생활이 복잡해지고 다양해질수록 손과 발의 피로도는 증가하고 통증은 심해진다. 부위는 작지만 중요한 역할을 하는 손과 발의 건강을 지키기 위해 어떤 노력을 해야 하는지 알아보자.

손과 발

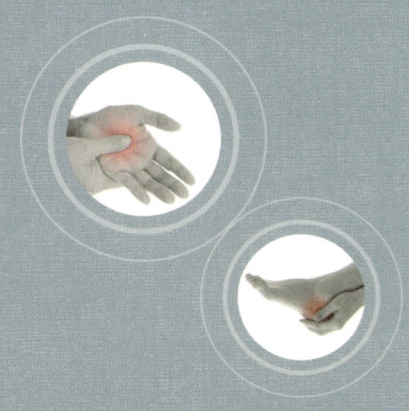

모양과 기능을
점검하라

저림 증상으로 시작되는
손 통증질환

　　　　　　손은 54개의 뼈와 인대, 힘줄로 구성되어 있다. 이 복잡한 구조 덕분에 손의 정교한 사용이 가능하다. 그러나 만일 뼈와 인대 중 하나라도 문제가 생기면 통증이 찾아오고 기능에 문제가 생긴다. 손이 저릴 때 일반인들은 혈액순환에 문제가 있다고 의심한다. 물론 혈액순환이 원활하지 않으면 저리는 증상이 올 수 있지만, 임상적으로 볼 때 혈액순환 문제로 손 저림이 오는 경우는 매우 드물다. 순환과 관련된 경우는 2~5%에 불과하고, 대부분 신경과 관련된 질환으로 손 저림 증상이 나타난다.

　　손 질환의 95% 이상을 차지하는 신경질환은 손목터널증후군, 척골신경증후군, 흉곽출구증후군이다. 척수에서 나온 신경은 목과 어깨 그리고 손목을 지나 손끝까지 이어진다. 때문에 신경이 어느 한 곳이라도 눌리거나, 염증이 발생하면 바로 손에서 증상이 나타난다. 그렇기에 손 저림이 나타날 때는 어디에서 신경이 눌렸는가를 확인하는 것이 첫 번째 순서다. 손 저림을 동반하는 다양한 손 통증 질환에 대해 자세히 알아보자.

무리한 손 사용이 부르는
손목터널증후군

　육명화 씨는 몇 년 전 도시 생활을 정리하고 남편과 함께 귀농했다. 농사일로 부지런히 손을 써야 함에도 육명화 씨는 오른손을 쓰는 일이 쉽지 않다. 손을 오래 사용한다 싶으면 어김없이 저려오고 왠지 뻣뻣해지는 느낌 때문에 수시로 일감을 내려놓고 주물러대기 일쑤다. 손을 많이 쓴 날은 어김없이 밤에 저린 증상이 찾아와 잠을 이루지 못한다. 손 저림이 계속되면서 손에 힘이 빠지는 증상도 나타났다. 칼질을 하거나 물건을 집을 때 실수를 하는 일이 잦아졌고, 손가락을 세밀하게 사용해야 하는 작업들도 힘들어졌다. 통증이 심할 때는 글씨조차 쓸 수 없었다.
　육명화 씨는 처음 손에 문제가 생긴 시기를 10여 년 전으로 기억한다. 우유 배달을 하며 손을 무리하게 사용하면서 통증이 시작되었다. 우유 배달을 그만두며 한동안 사라졌던 통증이 최근 농사일을 시작하며 다시 나타난 것이다. 농사일 뿐 아니라 집안일을 하는 데도 어려움이 많다보니 손에 힘을 줘야하는 일은 주로 남편의 도움을 받는다. 통증 때문에 남편의 도움 없이는 식사 준비도 힘든 육명화 씨는 검사를 받아보기로 했다.

엑스레이 검사 결과, 퇴행성 관절염으로 인해 검지와 중지의 연골이 닳아 있었다. 그뿐만이 아니었다. 신경을 자극해 반응을 보는 근전도 검사에서는 손목을 지나는 정중신경이 눌려 있는 것을 확인할 수 있었고, 손끝감각 검사와 양 손등을 마주 붙이고 1분간 유지해 저림이나 통증의 정도를 알아보는 검사에서는 감각이상이 확인됐다. 육명화 씨는 심각한 수준의 손목터널증후군 진단을 받았다.

손목에는 인대로 만들어진 터널 모양의 작은 통로가 있다. 이곳으로 정중신경이 지나간다. 이 통로가 좁아져 정중신경이 눌리면 손바닥과 손가락 부위가 저리고, 엄지손가락 아래에 있는 근육이 약해진다. 이것이 수근관증후군으로 불리기도 하는 손목터널증후군이다.

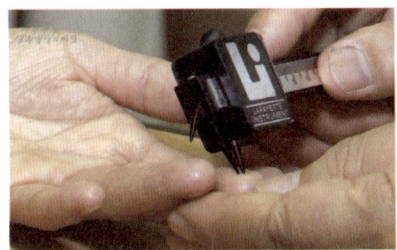
손끝감각 검사

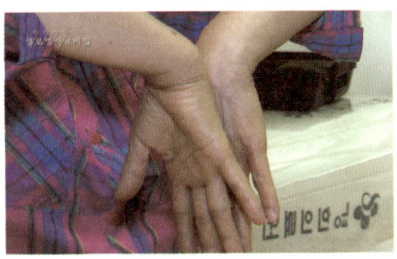
손목터널증후근 검사

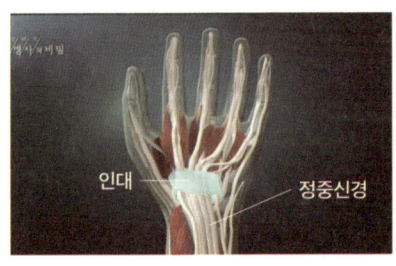 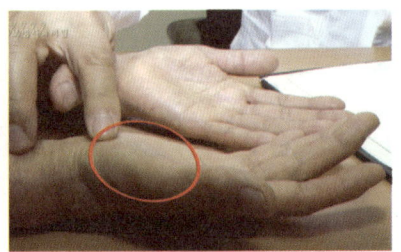

손목터널증후군의 증상을 살펴보면 주로 밤에 손 저림 증상이 나타난다. 이어서 손에 힘이 빠지고, 손끝의 감각도 둔해진다. 중증 이상이 되면 엄지손가락의 살이 빠지고 손으로 물건을 잡을 때 손가락을 구부리는 힘이 약해져 물건을 떨어뜨리는 일도 자주 생긴다. 신경이 둔해지는 경향도 있어 뜨거운 것을 잘 느끼지 못해 손가락 끝에 화상을 입기도 한다.

손목터널증후군의 치료법은 증상 정도에 따라 달라진다. 우선 손을 쉬게 해준 다음 주사치료를 받는다. 이런 치료를 받고도 회복이 되지 않으면 수술을 고려한다. 근육이 위축돼서 엄지손가락을 움직이는 힘이 많이 떨어진 상태이거나, 점차적으로 증상이 악화되고 있는 경우에 수술을 하게 된다. 수술은 손바닥을 1cm 정도 절개한 뒤, 정중신경을 압박하는 손목 인대를 잘라 정중신경이 지나는 길을 넓혀주는 것으로 비교적 간단하다.

왜 여성과 당뇨 환자에게 손목터널증후군이 잘 나타날까?

건강보험심사평가원 자료에 따르면 손목터널증후군은 남성보다 여성에게서 많이 나타난다. 2013년 발병률을 살펴보면 여성이 78%로, 남성보다 약 4배 더 많았다. 연령대로는 50대가 40%로 가장 많았고 다음으로 40대, 60대 순으로 나타났다. 왜 여성에게 손목터널증후군이 많이 나타나는 것일까? 원인은 여러 가지다.

첫째, 여성은 남성에 비해 정중신경이 지나가는 통로가 좁아 신경이 눌릴 가능성도 높다.

둘째, 여성은 상대적으로 손목 사용이 많은 가사와 육아를 담당하여 반복적으로 손목을 사용하는 일이 많다.

셋째, 여성의 호르몬 변화도 손목터널증후군 발병에 영향을 주는 것으로 알려져 있다. 연구에 따르면 실제 폐경 후 손목터널증후군 발병률이 높다고 한다.

여성과 함께 손목터널증후군이 자주 발병하는 환자군 중에 하나가 당뇨병 환자다. 정확한 원인은 규명되지 않았지만 당뇨나 갑상선 기능저하증이 있으면 손목을 둘러싸고 있는 막이 더 두꺼워진다고 한다. 또 당뇨가 있으면 신경 쪽으로 가는 미세 혈관들의 혈액순환이 느려져 손목터널증후군이 보통 사람들보다 조금 더 심하게 나타나는 것으로 알려져 있다.

손목터널증후군은 1차적으로 스테로이드 주사치료가 이루어지지만 혈당이 올라갈 수 있기 때문에 당뇨병 환자에게는 권장하지 않는다. 그렇기에 당뇨를 앓고 있는 손목터널증후군 환자의 경우, 다른 치료보다도 당 수치를 낮추는 일이 무엇보다 중요하다.

팔꿈치 외상으로 신경이 눌린 척골신경증후군

하루 5시간 이상 스마트폰을 본다는 대학생 장유성(24세) 씨는 얼마 전부터 스마트폰을 들고 있을 때면, 손끝이 저려오기 시작했다. 손이 저리거나 내 손처럼 안 움직이는 느낌을 받다가 최근에는 작은 물건을 잡거나 조작하는 일이 힘들어졌다. 유독 새끼손가락이 뻐근하고 감각도 예전 같지 않았다. 컴퓨터를 할 때도 같은 증상이 나타나는데, 타자를 치다보면 새끼손가락에 저림 증상이 심해진다. 통증이 시작된 건 6개월 전으로, 넘어져 팔꿈치를 다치면서부터다. 넘어질 때 팔로 바닥을 짚었는데 그 충격으로 팔꿈치 안쪽 인대가 떨어져 나갔고 뼈도 조각이 났다. 장유성 씨의 팔꿈치 부상과 새끼손가락 저림은 무슨 관련이 있는 것일까? 손끝감각 검사로 새끼손가락 상태를 알아봤다.

새끼손가락을 2개의 침으로 여러 번 찔렀으나 장유성 씨는 계속 1개의 침으로 찔렀다고 대답했다. 다른 손가락에 비해 유독 새끼손가락 느낌이 이상했다. 팔꿈치의 외상 때문에 팔꿈치에서 손으로 가는 신경이 눌려 넷째 손가락과 새끼손가락의 감각이 떨어진 결과였다. 의료진이 진단한 장유성 씨의 병명은 척골신경증후군이었다.

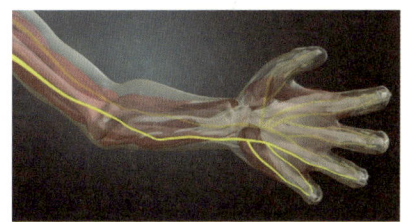

손을 지나는 척골신경

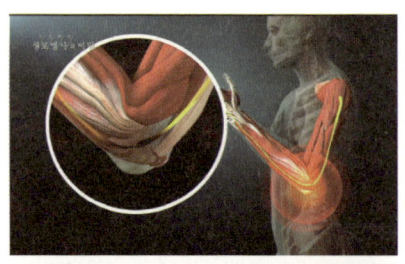

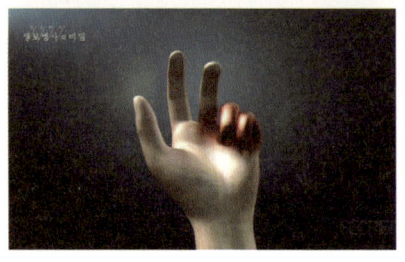

척골신경증후군은 손을 지나는 신경 중 하나인 척골신경이 압박되며 발생하는 질환이다. 팔꿈치 부분의 심한 충격이나 반복된 운동으로 발생하며, 척골신경이 지나는 넷째 손가락 일부와 새끼손가락에 저림 증상이 나타난다. 더 진행되면 두 손가락이 구부러지는 손가락 변형이 나타나기 때문에 갈퀴손 변형이라는 병명으로 불리기도 한다.

초기 치료는 생활습관을 고치고 충분한 휴식을 통해 통증의 원인을 최소화하는 것이다. 하지만 이후에도 통증이 계속된다면, 진통제와 손목 관절을 고정하는 방법으로 개선이 가능하다. 수술적 치료법에는 척골신경의 압박을 풀어주기 위한 근육제거술과 유착된 신경을 풀어주는 박리술 그리고 척골신경을 뒤쪽에서 앞쪽으로 이동시켜주는 전방 전위술이 있다.

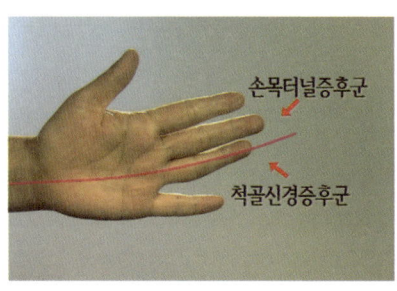

손목터널증후군과 척골신경증후군은 손 저림이 나타나는 부위에 따라 쉽게 구분이 가능하다. 새끼손가락과 넷째 손가락 절반이 저리다면 척골신경

증후군, 나머지 손가락이 저리다면 손목터널증후군으로 진단할 수 있다.

목 디스크와 헷갈리는 흉곽출구증후군

박종덕 씨는 목에서부터 팔 전체에 걸쳐 저림 증상이 심해져 병원을 찾았다. 평상시 목 근육이 자주 뭉치는 편이었는데, 두 달 전쯤에 갑자기 양쪽 팔이 다 저려오기 시작했다. 목 디스크인가 싶어 검사를 받았지만 목에는 별다른 이상이 발견되지 않았다. 엑스레이 검사로 판명된 박종덕 씨의 병명은 흉곽출구증후군이었다.

목에서 시작된 신경은 팔로 내려가며 마치 전깃줄처럼 퍼져 있다. 작은 손가락 하나에 2개의 신경이 존재하기도 하며 정교한 만큼 예민하다. 일반인에게 많이 알려지지 않은 흉곽출구증후군은 쇄골, 첫 번째 갈비뼈, 첫 번째 등뼈 사이의 신경이 눌리면서 손 저림이 발생하는 질환이다. 박종덕 씨의 쇄골은 첫 번째 등뼈보다 아래로 내려간 상태로 이런 경우 쇄골에 붙어 있는 근육이 늘어나 주변을 지나는 신경을 압박하게 된다.

흉곽출구증후군은 목 디스크와 증상이 비슷해 구분이 힘든 질환이다. 정확한 진단을 위해 쇄골과 갈비뼈의 간격을 좁혀서 그 사이로 지나가는 신경이 압박을 받는지 알아보는 유발 검사를 실시했다.

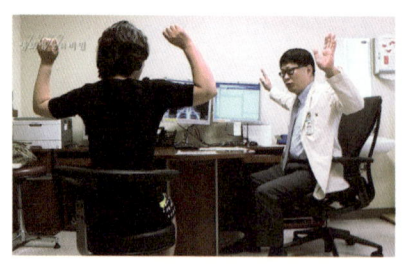 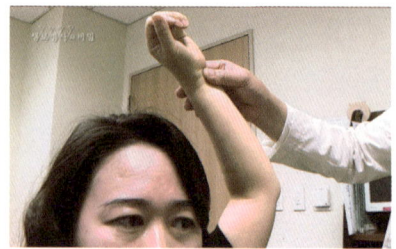

　첫 번째 검사로 팔을 양쪽으로 벌린 후, 손을 쥐었다 폈다를 반복해보았다. 양쪽 손가락부터 저린 증상이 느껴졌고 왼쪽은 저린 증상이 팔목까지 내려왔다. 두 번째 검사로, 팔을 위로 들어 올려 자세를 유지해보았다. 역시 손 저림이 나타났으며 세 번째 검사로, 팔을 아래로 쭉 뻗은 자세를 유지했을 때도 어김없이 손 저림이 찾아왔다. 박종덕 씨는 저림 증상을 호소하며 세 검사에서 모두 양성반응을 보였다.

　치킨집을 운영하고 있는 이경희(45세) 씨는 얼마 전까지도 통증이 심해 오른손을 아예 사용할 수 없었다. 핸드폰도 들 수 없어 가방에 넣어 남편에게 맡기고 다닐 정도였고, 통증의 양상이 5년 전에 겪었던 손목터널증후군과는 전혀 달랐다. 손목터널증후군은 통증이 어깨까지 올라오지 않았고 손목에서 팔뚝까지만 아팠는데 반해, 이번 통증은 목에서부터 손까지 쭉 이어져 내려왔다. 몸의 앞쪽이 다 아프다고 느껴졌다. 검사를 통해 확인한 이경희 씨의 오른손 진단명은 바로 흉곽출구증후군이었다.

　흉곽출구증후군은 목 부위의 구조적인 문제나 외상, 그리고 잘못된 자세에 의해 발생한다. 컴퓨터나 스마트폰을 장시간 사용하면서

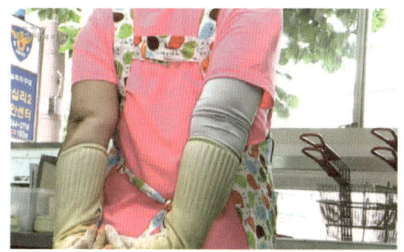 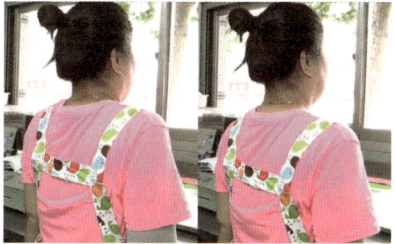

일하는 틈틈이 스트레칭을 하는 이경희 씨

근육에 피로감이 쌓여 나타나기도 한다. 흉곽을 지나는 신경에 문제가 있는 흉곽출구증후군은 생각보다 가벼운 치료와 자세 교정만으로 충분히 치료가 가능하다.

이경희 씨는 남들이 보면 '저 여자는 왜 저렇게 가슴을 펴고 있어?'라는 생각을 할 정도로 항상 가슴과 허리를 펴는 자세를 유지하려고 애썼다. 또 일하는 틈틈이 치료 스트레칭을 해줬다. 수개월이 지난 지금 자세 교정과 스트레칭 효과로 이경희 씨의 손 저림과 통증은 많이 사라졌다.

흉곽출구증후군 치료 스트레칭

1 가슴을 펴고 바르게 앉는다.
2 바르게 앉은 상태에서 어깨를 올렸다 내렸다를 5초씩 반복한다.
3 한 손은 등 뒤로 놓고, 다른 손은 머리 위로 올려 반대쪽 귀에 붙인다. 그 상태로 머리를 지긋이 당겨 목과 어깨를 이완시킨다.

통증 때문에 걸레 짜기도 힘든
손목건초염

　젊은 시절부터 식당일, 연탄 배달 등 주로 손 쓰는 일을 많이 해왔다는 김영주 씨는 이제 예전처럼 일을 할 수가 없다. 몇 년 전부터 악화되고 있는 손 통증 때문이다. 자다가 자신도 모르게 오른손이 눌리면 통증 때문에 잠을 이루지 못한다. 아침이면 손이 부어서 굽혀지지 않고 엄지손가락을 사용하는 일상생활의 모든 동작에 제약이 따른다. 머리를 묶기 위해 고무줄을 늘이는 것이나 옷의 지퍼를 올리는 일도 버거울 정도다. 엄지손가락의 통증이 심해 칫솔을 잡는 것도 힘들어 양치질을 하기도 쉽지 않다. 엄지손가락 통증의 원인을 알아보기 위한 검사를 시행했다.

　손목건초염을 진단하는 검사는 비교적 간단하다. 엄지를 감싸 주먹을 쥐고 손목을 아래로 젖혔을 때 저림 증상이 나타나는지 살펴본다. 검사 결과, 김영주 씨는 드퀘르벵병이라 불리는 손목건초염으로 판명됐다. 손목건초염이란 손의 힘줄을 싸고 있는 얇은 막인 건초에 염증이 생기는 질환이다. 손목에 있는 여러 개의 힘줄들은 손가락 끝까지 연결돼 손의 모든 동작을 가능하게 해준다. 손목을 과도하게 사용하면 건초에 염증이 생기게 되는데, 주로 엄지손가락에 많이 발생한다.

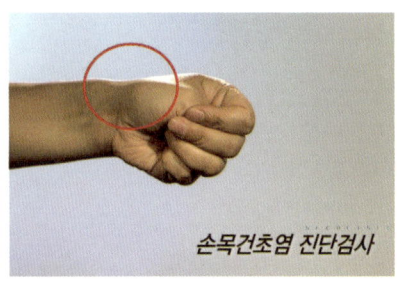
손목건초염 진단검사

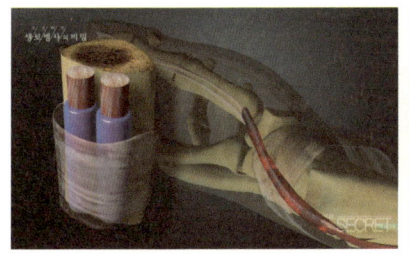
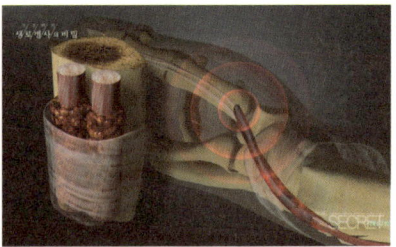

| 건강한 손목 건초 | 염증이 생긴 손목 건초 |

병뚜껑을 열거나 걸레를 짜는 등 엄지에 힘을 주거나 손목을 비트는 동작을 할 때, 팔을 몸 뒤로 돌릴 때 심한 통증이 찾아온다.

  손목건초염으로 고통을 호소하는 환자들은 주로 아기에게 모유 수유를 하는 여성과 컴퓨터를 많이 사용하는 직장인이다. 모유 수유를 하며 아이를 올렸다 내렸다하는 일이 많은 여성과 마우스로 장시간 업무를 보는 직장인은 일상 속에서 반복적으로 손목 활동을 한다. 이로 인해 손목에 무리가 가게 되고 통증이 발생하게 되는 것이다. 손목건초염 환자 수는 최근 5년간 지속적으로 증가해 2013년에 이미 10만 명을 넘어섰다. 전체적으로는 남성보다는 여성들에게서 많이 발병한다.

  증세가 가벼운 초기 손목건초염은 보호대를 착용해 마찰을 줄이고, 소염제를 투여해 치료하면 상당히 호전된다. 하지만 이러한 치료 후에도 상태가 좋아지지 않으면 스테로이드 주사로 염증을 가라앉히기도 한다. 증세가 심하고 재발이 잦을 경우에는 국소마취 후, 힘줄을 조이고 있는 통로를 절개해 염증을 가라앉히는 간단한 수술을 진행하기도 한다.

소리가 나고 손을 펼 때 아픈
방아쇠수지증후군

    방아쇠수지증후군의 발병률은 해마다 꾸준히 증가하는 추세다. 가운데 손가락을 굽힐 때 딸깍 소리가 나고, 뒤로 젖히거나 마디를 누를 때 아프다면 방아쇠수지증후군을 의심해볼 수 있다. 방아쇠수지증후군은 총의 방아쇠를 당길 때와 같이 딸깍거리는 느낌이 든다고 해서 붙여진 병명이다.

    손가락에는 손을 굽혔다 펼 수 있게 해주는 힘줄이 있는데, 그 힘줄이 지나가는 길이 좁아지면 힘줄이 걸리는 소리가 난다. 손을 펼 때 걸리는 느낌이 들면서 잘 펴지지 않는 방아쇠수지증후군은 평소 손을 반복적으로 많이 움직이거나, 갑자기 손을 많이 사용한 사람들에게 자주 나타난다. 환자들은 걸리는 느낌과 '툭' 하는 소리 그리고 아침에 손가락이 굳는 느낌 등을 주로 호소한다.

    방아쇠수지증후군은 초기에는 약물과 주사로 치료한다. 증상이

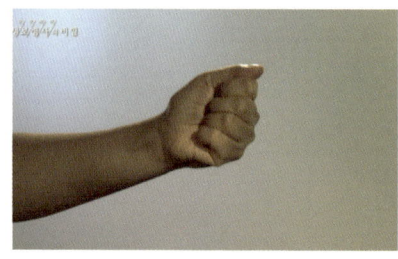 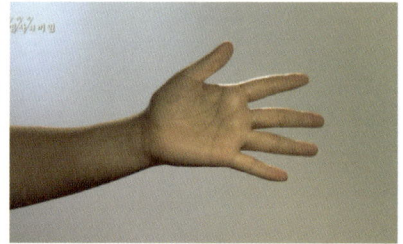

손을 굽히거나 펼 때 소리가 나거나 아침에 손가락이 잘 펴지지 않는다면 방아쇠수지증후군을 의심할 수 있다.

가벼울 때는 별다른 치료 없이 손을 쉬게 하는 것만으로도 좋아진다. 소염 작용을 하는 주사를 한 번 내지 두 번 정도 맞으면 증상이 완전히 좋아지는 경우도 80~90%이다. 그런데 이후에도 방아쇠수지증후군이 자주 재발한다거나 관절이 많이 굳은 경우에는 수술을 하는 것이 좋다. 수술은 비교적 간단하다. 통증이 발생한 부위의 손바닥을 1cm 정도 절개한 후 힘줄이 걸리는 부위를 절제해 공간을 넓혀준다.

혈액공급 문제가 생기는 레이노이드병

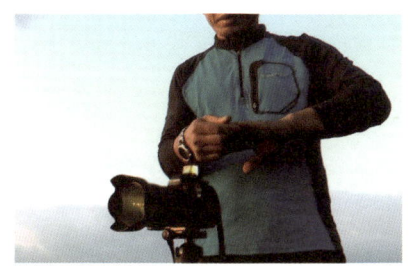

산에서 사진 찍는 것이 취미인 김유강(54세) 씨는 오늘도 이른 아침 집 근처 산을 찾았다. 그런데 정상에 도달해 기온이 내려가자, 그의 손이 조금씩 변하기 시작했다. 손의 감각이 없어지기 시작하면서 이내 곧 손끝이 하얗게 변했다. 사실 지난 30여 년간, 김유강 씨는 손끝이 창백해지고 감각이 무뎌지면서 통증이 동반되는 이 질병을 치료하기 위해 백방으로 노력을 기울여 왔다. 얼마 전부터는 혈액순환에 좋다는 약까지 먹기 시작했지만 아직 이렇다 할 효과는 보지 못했다. 온

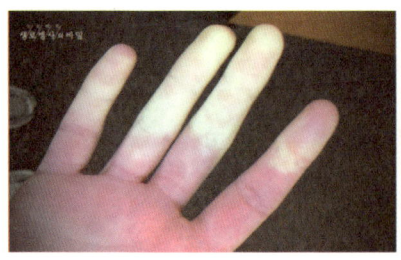 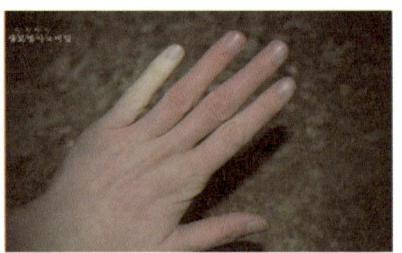

도가 올라가야만 하얗게 변한 손이 정상으로 돌아가기 때문에 겨울이 되면 두려움까지 느낀다.

30여 년간 김유강 씨를 괴롭힌 병은 레이노이드병이다. 레이노이드병 환자들은 추위에 민감하게 반응한다. 때문에 기온이 떨어지는 산에서는 계절에 관계없이 증상이 나타난다. 일상생활에서도 무시로 나타나지만 증상이 제일 심할 때는 새벽에 몸이 차가워졌을 때다. 기온이 영하 10도 이하로 떨어지면 손에 감각이 없어지고 하얗게 변하면서 손을 사용하는 일이 힘들어진다.

레이노이드병은 낮은 온도에서 혈관이 순간적으로 과도하게 수축됐다가 이완되면서 혈액공급에 문제가 생겨 발생한다. 손가락이 하얗게 변하고 손이 저리며 통증이 발생한다. 사실상 레이노이드병은 치료가 쉽지 않다. 우선 추위에 노출되는 것을 막는 것이 최선이다. 여러 가지 보온 장비들을 잘 착용하고 찬물 사용은 금해야 한다. 이런 보존적인 방법으로도 생활이 어려울 경우에는 약물치료를 병행해볼 수 있다.

손목뼈가 괴사하는
키엔백병

2년 전, 보드를 타다 넘어져 손목을 다쳤다는 이석현 씨는 키엔백병을 진단받았다. 가만히 있으면 아프지 않지만 손목을 움직이면 통증이 느껴진다.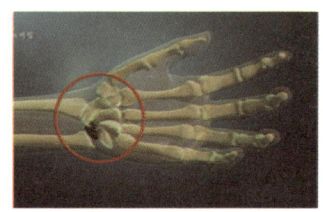
문고리를 돌리거나 병뚜껑을 여는 사소한 일도 통증 때문에 제대로 해내기가 어렵다. 월상골연화증이라고도 불리는 키엔백병은 손목을 구성하는 8개의 뼈 중 초승달 모양의 월상골에 혈액 공급이 잘 되지 않아 뼈가 죽는 질환이다.

뼈의 괴사가 어느 정도 진행된 이석현 씨는 얼마 전 수술을 받았다. 2년 전 사고 당시만 해도 큰 이상이 없었던 월상골이었지만, 올해 다시 병원을 찾았을 때는 뼈가 하얗게 변하고 모양도 찌그러져 있었다. 치료를 받지 않고 방치한 것이 문제였다. 결국 팔에서 다른 뼈를 떼어내 월상골에 이식하는 수술을 받고 뼈가 살아나길 기다리

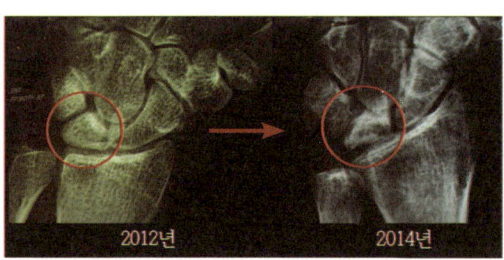
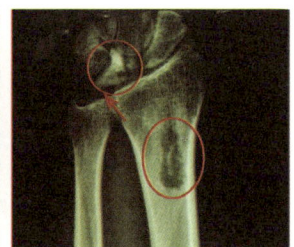

고 있다.

의료진은 키엔백병 치료에 있어서 가장 중요한 것은 치료 시기라고 강조한다. 키엔백병을 치료하지 않고 방치하면 손의 나머지 뼈에도 변형이 오게 되고, 주변 뼈로 괴사가 퍼져 퇴행성 관절염을 일으킨다. 궁극적으로는 손목을 사용할 때 아프고 힘이 없어져 일상생활에 어려움이 따른다. 괴사가 진행되기 전에 발견해 가급적 빨리 치료하는 것이 무엇보다 중요하다.

손 통증을 줄이고
손 건강을 지키는 운동법

손은 비록 신체의 작은 부위지만, 수많은 종류의 질환이 존재한다. 손은 아침에 일어나 잠들 때까지 쉴 새 없이 움직인다. 생활이 점차 복잡해지고 다양해질수록 손의 피로도도 높아지고 있다. 손의 통증은 원인도 증상도 다양하기 때문에 정확한 진단 후 바르게 치료하는 것이 중요하다. 통증을 줄이고 손 건강을 지키는 운동법에 대해 알아보자.

제작진은 손을 많이 사용하는 직업군 중 세 명을 대상으로 손 건강 검사를 실시했다. 첫 번째 대상자는 요리사 박시환 씨다. 경력 11년의 베테랑 요리사지만 재료의 무게까지 더해 1kg에 달하는 프라이팬을 돌리느라 손에서 통증이 떠날 날이 없다. 어느 날은 출근

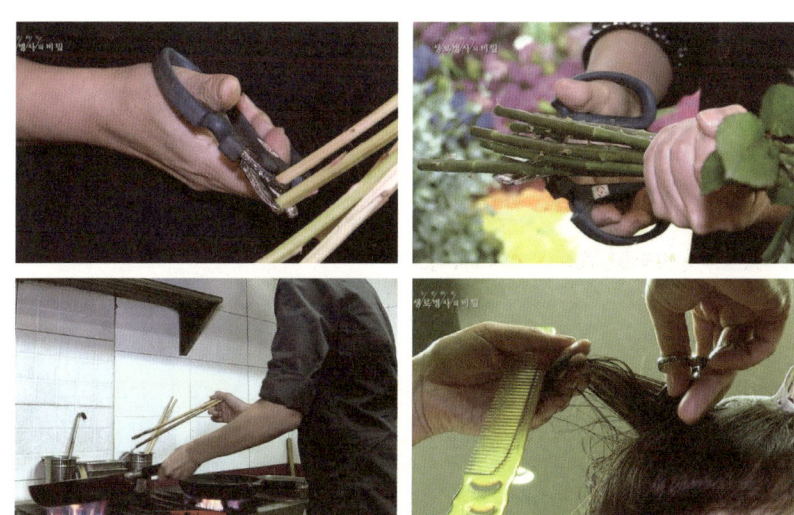

손을 많이 사용하는 직업군일수록 손 질환 발병률이 높다.

을 못할 정도로 심한 통증을 경험하기도 했다. 손 저림도 심각했다.

두 번째 대상자는 하루 종일 꽃을 다듬으며 손을 움직이는 플로리스트 정혜미 씨다. 10년 경력의 정혜미 씨도 통증으로 고생하고 있다. 꽃을 자르는 가위질을 할 때 힘을 주면 손목 부위가 시큰거리면서 힘을 줄 수 없을 정도로 아프다. 세 번째 대상자는 미용사 이승주 씨다. 30년 가까이 미용업에 종사하고 있는 이승주 씨는 손에 힘이 없어지고 찌릿함이 느껴지는 경우가 잦다. 순간적으로 가위를 놓치게 되는 경우도 있어 위기의식을 느끼고 있다.

세 명의 대상자에게 먼저 손목터널증후군 검사를 진행했다. 양 손등을 붙이고 1분간 버티는 손목터널증후군 검사에서 요리사 박시환 씨는 10초도 안 돼 통증을 호소했다. 엄지손가락을 네 손가락으로 쥐고 손목을 꺾는 손목건초염 검사에서는 플로리스트 정혜미

손과 발 모양과 기능을 점검하라 153

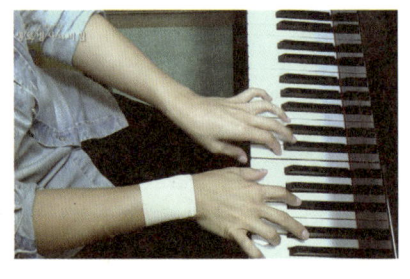
씨가 당기고 아프다며 검사를 마치지 못했다.

손에 질환이 많이 생기는 또 하나의 직업인 피아니스트의 손 상태는 어떨까? 20년 동안 피아노를 쳐 온 이문구(27세) 씨를 만나 손 건강을 체크해 보았다. 대학원에서 피아노를 전공하고 있는 이문구 씨는 4년 전부터 찾아온 손 통증으로 고민이 많다. 그가 호소하는 증상은 엄지손가락 아래 근육이 통증과 함께 굳는 것이다. 옥타브를 건너뛰며 연주를 할 때 특히 손목이 자주 굳는다. 무대에서는 더 긴장을 하는 탓인지 근육 수축이 더 심하다. 손의 통증 때문에 평소 실력이 나오지 않게 될까봐 이문구 씨는 불안한 마음이 든다고 했다.

이문구 씨와 또 다른 피아노 전공자의 손 상태를 검사한 결과, 두 사람 모두 손목 과사용증후군으로 진단됐다. 신체부위를 늘려주거나 피는 근육을 신근이라고 부르고 반대로 구부리는 근육은 굴근이라고 부른다. 일반적으로 굴근으로 움직이거나 신근으로 움직여 힘이 일정한 방향으로 가해져야 손에 무리가 덜 간다. 하지만 피아노를 칠 때, 손은 굽히는 동작(굴근)을 손목은 펴는 동작(신근)을 하게 되어서 각각 다른 방향으로 힘을 주게 된다. 근육에 쉽게 무리가 갈 수밖에 없는 것

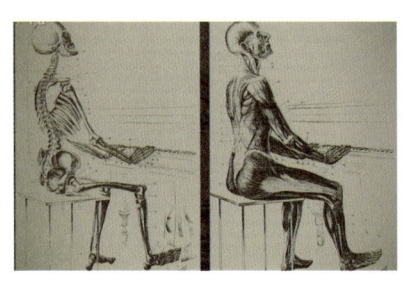

이다. 전문가들은 손을 많이 사용하는 직업군일수록 부기와 통증이 있을 때 되도록 손을 움직이지 말고 쉬어야 한다고 당부한다.

손목에 힘이 빠지는 손목터널증후군, 손가락을 굽히거나 손목을 비틀기가 힘든 손목건초염 등을 진단받았을 때는 특히 휴식이 필요하다. 단 너무 오랫동안 손을 움직이지 않으면 관절이나 인대가 굳을 수 있기 때문에 초기 치료가 끝난 다음부터는 꾸준하게 손을 움직여 주는 것이 좋다. 작은 신체부위지만 우리 몸에서 큰 역할을 담당하는 손, 통증이 찾아오면 큰 불편함을 겪을 수 있는 만큼 평소 관심을 갖고 보호하며 관리하는 것이 중요하다. 간단한 스트레칭과 근력 운동만으로 손 건강을 지킬 수 있다.

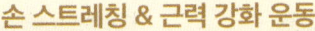

손 스트레칭 & 근력 강화 운동

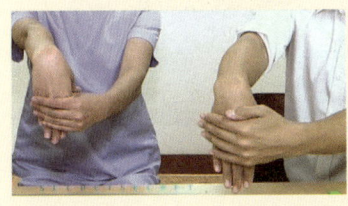 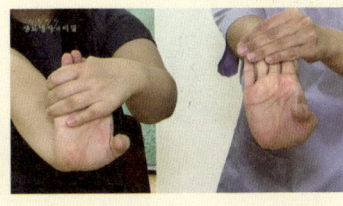

1 팔을 펴고 손을 아래로 내린다. 다른 손으로 손을 감싼 다음 그대로 몸쪽으로 당긴다. 10초간 유지한 후, 손바닥이 앞을 향하도록 손을 천천히 위로 올려 같은 방법으로 스트레칭 한다. 반대쪽도 실시한다.

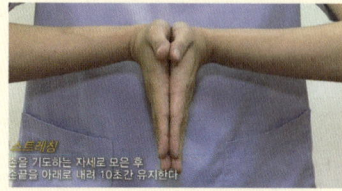 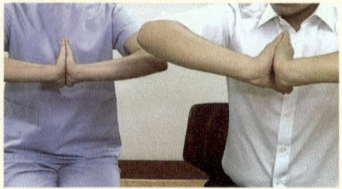

2 양손을 기도하는 자세로 가지런히 모은 다음, 먼저 몸 바깥 방향으로 손끝을 천천히 내린다. 10초간 유지하고, 이번에는 몸 안쪽 방향으로 손끝을 당겨 10초간 유지한다.

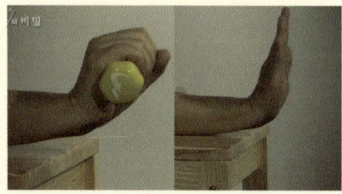 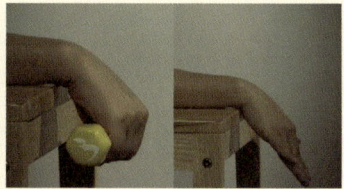

3 책상 등 평평한 곳에 손목을 대고 손목을 올렸다가 내리기를 반복한다. 위아래 각각 5초간 유지한다. 아령이나 물병을 이용하면 좋다.

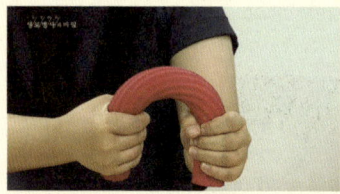 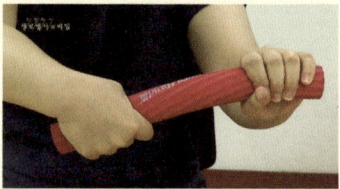

4 탄력이 있는 밴드를 힘껏 구부리고 비틀어준다. 절대 무리하지는 않는다.

일상생활을 위협하는
발의 변형과 통증

흔히 몸의 뿌리로 불리는 발은 하루 700톤에 달하는 하중을 견디는 신체기관이다. 몸과 땅 사이에서 몸의 하중을 지탱하는 역할을 하지만 잘못된 신발 선택과 운동법으로 발 건강에 적신호가 켜지고 있다. 자신의 발 크기나 특징을 무시한 채 맞지 않는 신발에 발을 우겨 넣는 순간, 발은 심각한 스트레스를 받고 통증을 호소한다. 발이 편해야 몸이 편하다는 옛날을 되새기며 우리 몸의 지지대인 발 건강을 지키기 위해 어떤 노력을 해야 하는지 알아보자.

무지외반증의 주원인, 폭이 좁은 신발

고지숙(62세) 씨는 발의 통증 때문에 구두를 신을 수 없지만 신발장에는 여전히 많은 구두가 자리를 차지하고 있다. 가정주부 고지숙 씨에게 통증이 시작된 것은 두 달 전이었다. 바늘에 찔리는 것 같은 통증이 갑자기 찾아왔다. 구두를 신고 걸으면 다리는 물론 걸음걸이도 예뻐지는 것 같아 즐겨 신었을 뿐인데, 지금은 갑자기 찾아온 통증 때문에 간단한 집안일도 쉽지 않다.

고지숙 씨의 구두 사랑은 스무 살 남짓부터 지금까지 40여 년 동안 이어졌다. 그런데 언제부터인가 신고 난 신발들의 앞부분이 휘어지고, 엄지발가락이 쿡쿡 쑤셨다. 그렇게 찾아 온 통증에는 마사지와 근육소염제도 소용이 없었다. 잠을 잘 때도 통증이 심해 숙면을 취하기 어려웠다. 균형 유지와 보행에 중요한 역할을 하는 엄지발가락에 통증이 심해지자 걸음걸이는 점차 불안해졌고, 발목이 꺾이며 중심을 잃을 때가 많아 걷는 것이 점점 두려워졌다. 고지숙 씨

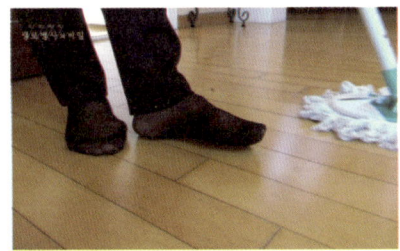 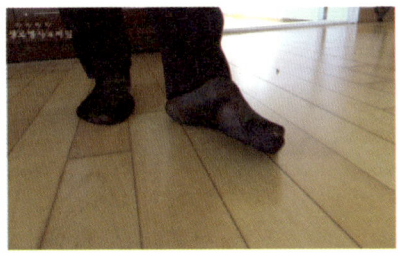

발의 변형과 통증으로 걸음을 제대로 딛지 못하는 모습

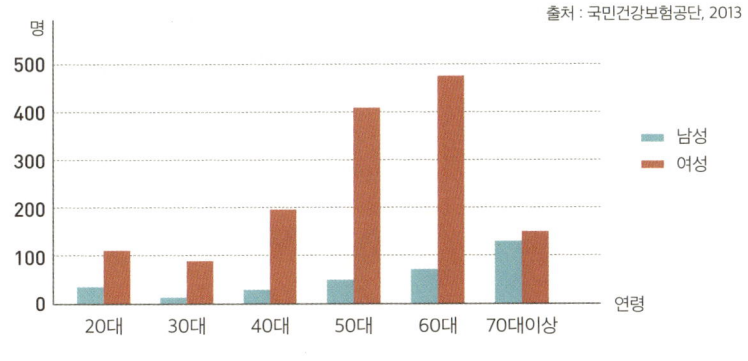

연령대별 무지외반증 환자 수

는 무지외반증으로 엄지발가락이 많이 휘어 제 기능을 못하고 있다는 진단을 들었다.

여성들이 신는 대부분의 구두는 폭이 좁고 굽이 높다. 오랫동안 신고 있기 편한 신발이 아니기 때문에 발에 무리가 가게 된다. 고지숙 씨처럼 젊었을 때부터 구두를 즐겨 신었던 여성들의 경우, 50~60대가 되어 심한 무지외반증 증상으로 병원을 찾는 경우가 많다. 실제 무지외반증의 연령대별 환자 수 분포를 살펴보면 50~60대 여성 환자의 비율이 두드러진다.

모든 무지외반증 환자가 수술을 받을 필요는 없지만, 통증으로 일상생활에 어려움을 느끼는 경우에는 수술을 진행하게 된다. 참기 힘든 통증을 호소했던 고지숙 씨는 돌출된 뼈를 잘라낸 후 휘어진 엄지발가락을 반듯하게 세워 교정하는 절골교정술을 받았다. 수술 후, 고지숙 씨의 발은 한눈에 보기에도 돌출된 부위가 많이 들어갔고 반듯해졌다.

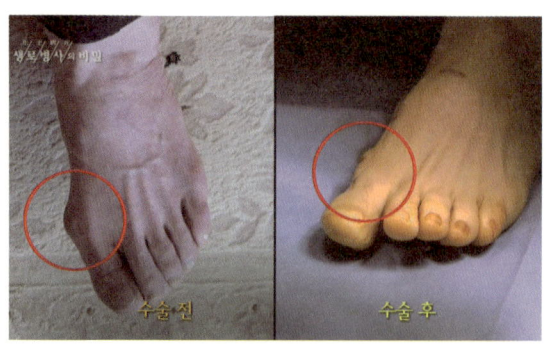

무지외반증 수술 전후

　건강보험심사평가원에 따르면, 무지외반증 등을 앓고 있는 족부 질환 환자 수는 2009년 4만 1천여 명에서 2013년 5만 5천여 명으로 해마다 증가하고 있다. 전문가들은 발에 맞지 않는 폭이 좁은 신발을 신으면 신을수록 무지외반증, 족저근막염, 지간신경종과 같은 질환이 발생할 가능성이 굉장히 높아진다고 말한다.

　폭이 좁은 신발은 발의 변형을 일으킬 수밖에 없다. 반복적으로 신게 되면 엄지발가락 관절이 자극을 받게 되고, 관절이 점차 튀어 나오면서 돌출이 일어나 다른 발가락 쪽으로 휘어지게 된다. 또 돌

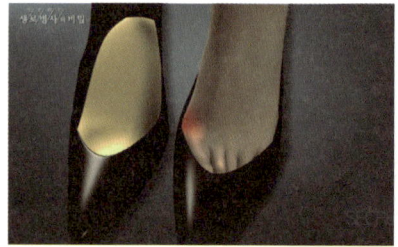 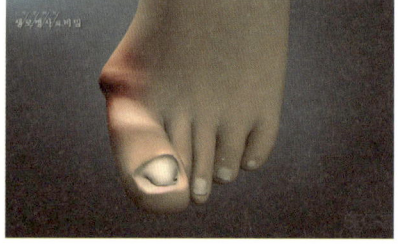

폭이 좁은 신발에 의한 발의 변형

출된 부위가 구두에 닿으면서 통증이 점점 심해지고, 발바닥은 좁은 공간에 쏠리면서 굳은살이 나타난다. 보통 엄지발가락이 24도 이상 휘어지면 심각한 무지외반증 진단을 받게 된다. 의료진은 엄지발가락의 휘어진 각도가 크고 발가락 전부에 변형이 있는 상태가 더 진행된다면 갈퀴족이라는 심각한 발가락 변형이 올 수 있다고 말한다.

굽 높이가 높을수록 발의 변형은 가속화된다

발은 인체의 가장 아랫부분에서 우리 몸을 지지해주는 역할을 한다. 발에서 가장 큰 뼈인 뒤꿈치뼈는 체중을 지탱해주는 기능을 한다. 발허리뼈와 발가락뼈는 몸의 이동을 돕고 균형을 유지시켜 준다. 뼈를 둘러싼 다양한 근육과 힘줄은 충격을 흡수하고 발의 형태를 유지시키는 역할을 한다. 특히, 발가락부터 발뒤꿈치를 이어주는 족저근막은 발바닥 전체 형태와 아치를 유지하는 데에 도움을 준다. 중요한 역할만큼 복잡한 구조를 지닌 발을 위해 우리가 선택한 신발들은 어떤 영향을 주고 있을까?

제작진은 단화를 신었을 때와 5cm, 7cm 그리고 10cm 굽의 구두를 신었을 때 발이 받는 압력 분포와 정도가 어떻게 달라지는지 알아보기로 했다. 발바닥에 압력을 측정할 수 있는 센서를 부착한 후

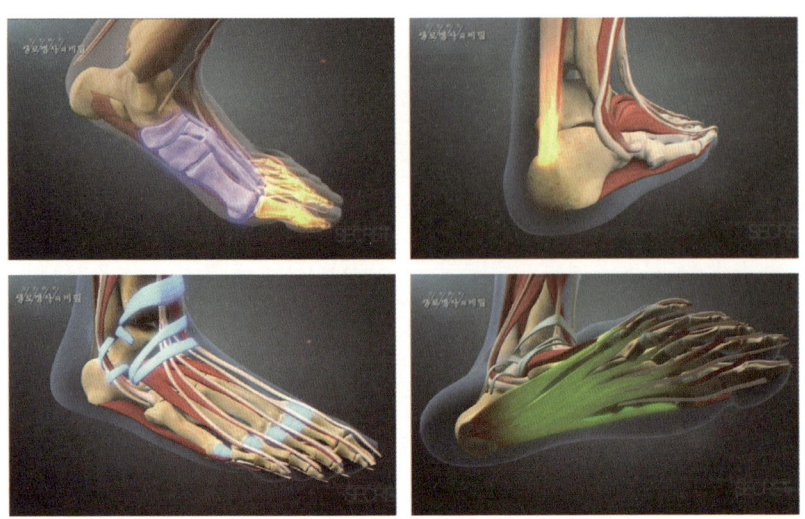
몸을 지탱해주는 발뼈와 근육

걸을 때 받는 충격량을 측정했다.

측정 결과 굽이 낮은 단화도 압점이 골고루 형성되지 않았고 한쪽으로 치우쳤으며, 구두의 경우에는 전체적으로 발 앞쪽에 충격이 컸다. 굽 높이가 높을수록 뒤꿈치에서 발가락 쪽으로 체중이 이동하면서 발 앞쪽에 힘값과 압점들이 많이 형성되었다. 굽의 높이에 따라 충격량은 최대 4배 이상 차이가 났다.

구두 굽이 높아질수록 발가락에 무리가 가게 되고, 통증이 심해지면서 발의 변형은 가속화된다. 늦기 전에 발이 보내는 통증에 귀를 기울여야 하는 이유다. 발 건강을 위해서는 올바른 신발을 선택하는 것이 무엇보다 중요하다. 구두 폭에만 변화를 줘도 발의 통증을 크게 줄일 수 있는데, 신발과 엄지발가락 사이에는 손가락 하나

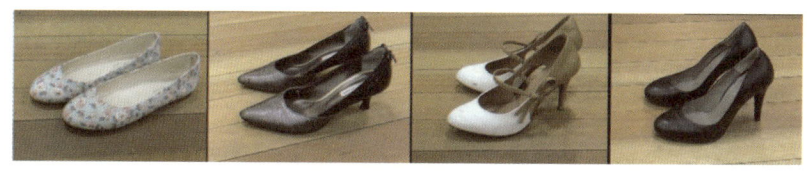

| 1cm 단화 | 5cm 구두 | 7cm 구두 | 10cm 구두 |
| 1.5배 | 2.1배 | 3.4배 | 4.6배 |

구두 굽에 따른 발 앞쪽의 힘값 비교

들어갈 정도의 여유가 있어야 한다. 신발의 밑창은 너무 얇지도 두껍지도 않은 3~5cm 정도로 뒤축과 밑창에 쿠션이 있는 것이 좋다. 키와 손은 나이듦에 따라 줄어들지만 발의 아치를 지지해주는 인대는 나이가 들면서 늘어진다. 따라서 나이가 들수록 발 폭에 맞는 신발을 선택해야 한다.

발 건강을 위한 올바른 구두 선택법

- 나이가 들수록 발 폭에 맞는 신발을 선택한다.
- 신발은 발의 크기가 커지는 오후에 구입한다.
- 신발과 엄지발가락 사이에 손가락 하나 정도의 여유가 필요하다.
- 밑창 높이는 3~5cm 정도가 적당하다.
- 완충 기능이 있는 뒤축을 선택한다.

PLUS PAGE

발의 아치가 무너져 통증을 유발하는 평발

평발은 무지외반증만큼이나 일상생활에 불편을 준다. 평발은 말 그대로 아치가 무너진 형태로 정상 발에 비해 쉽게 피로감을 느끼는 것이 특징이다. 평발이 정상 발에 비해 얼마나 많은 압력을 받고 있는지는 족부압력 검사를 통해 쉽게 확인할 수 있다.

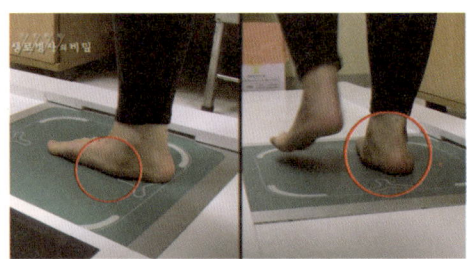

평발 족부압력 검사

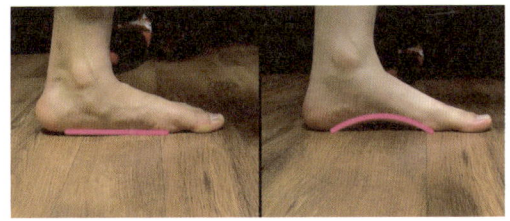

평발과 정상 발 비교

평발은 발바닥 전체가 압력을 받는다. 얼핏 면적이 넓어서 좋아 보일 수 있지만, 발뼈의 관절 구조가 무너진 상태이기 때문에 오히려 여러 관절에서 통증이 유발될 수 있다. 또한 평발은 걸을 때 비효율적으로 에너지를 많이 쓰면서 걷게 된다. 효율적인 보행이 되지 않으므로 통증이 오고 피로도 많이 쌓인다.

이재영(54세) 씨는 엄지발가락이 심하게 휘어지는 무지외반증은 물론 일어섰을 때 아치가 무너져 내리는 평발도 함께 앓고 있다. 발에 피로감을 느끼긴 했지만 통증이 심하지 않아 크게 신경은 쓰지 않았다. 그런데 2년 전부터 발이 붓고 통증이 심해지기 시작했다. 잠시만 움직여도 여지없이 발에 통증이 찾아왔고, 지지대가 없으면 움직이기가 힘들 정도다. 발의 통증 때문에 손자들과 놀아줄 때도 행여 발이 닿을까 거리를 두게 된다. 아기가 울어도 움직임이 불편해 빨리 뛰어갈 수 없어 답답하다. 손자와 며느리에게 도움이 되지 않는 현실이 안타깝기만 하다.

평발은 다른 족부질환에 비해 선천적인 요인이 큰 것으로 알려져 있다. 이재영 씨의 아들 양동철(34세) 씨 역시 평발 진단을 받았다. 고등학생 때 축구, 농구 등의 운동을 할 때면 발이 너무 아파 정형외과에 갔다가 엑스레이를 통해 평발임을 알았다.

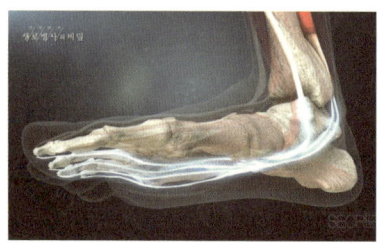 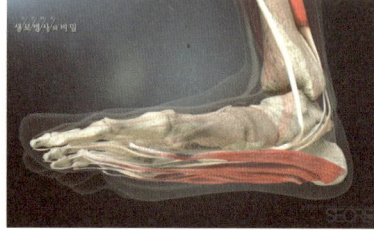

발바닥 인대 　　　　　　　　　족저근막

　운동은 평발의 통증을 증가시키는 대표적인 원인이다. 발에 힘을 줄수록 아치가 사라져 통증이 심해지게 되는 것이다. 서 있을 때 발의 아치를 유지시켜주는 것은 발바닥에 있는 인대이지만, 보행을 할 때는 족저근막과 근육이 아치를 유지하도록 도와준다. 갑자기 체중이 증가하거나 무리한 운동을 하게 되면 발의 아치가 무너지게 되고, 무너진 발은 밖으로 휘어진다. 이렇게 휘어지면서 발의 복사뼈와 다른 뼈가 맞부딪히게 되고 통증이 발생한다.
　발뒤꿈치를 들어 올리는 것이 힘들다면 평발이 심각하게 진행된 상태라고 보면 된다. 아치가 주저앉으며 발 안쪽의 힘줄이 과도하게 펴지기 때문에 오르막을 가거나 뛰는 것이 불가능해진다. 이런 경우 평발 교정 수술을 진행하게 된다. 오랜 시간 동안 평발이 진행

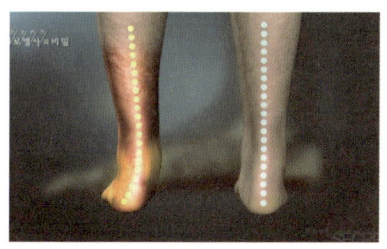

아치가 무너져 휘어진 발

되면 발의 인대와 힘줄, 관절 모두에 영향이 가기 때문에 발뒤꿈치와 발의 안쪽 그리고 바깥쪽을 모두 교정해야 한다. 뼈를 고정하는 수술이므로 2~3달 정도는 경과를 잘 지켜봐야하고 지속적인 관리가 필수다.

무리한 운동은
발에 독이다

발 건강을 해치는 원인 중 하나는 놀랍게도 운동이다. 건강을 위해 높은 산에 오르고 오랜 시간 달리는 마라톤이 오히려 발 건강을 해칠 수 있다. 발에 나타나는 대표적인 질환인 족저근막염과 발목 관절염은 발을 과도하게 사용했을 때 발생한다. 족저근막염은 족저근막에 무리가 가서 붓고 염증이 생기는 병으로 전 국민의 1%가 앓고 있다. 발목 관절염은 관절염이 진행돼 연골이 닳아서 뼈까지 충돌하게 되는 질환으로 일상의 큰 불편을 초래한다. 두 질환 모두 건강관리에 관심이 높아지고 레저 스포츠 인구가 증가하면서 발병률이 늘고 있다. 대표적인 발 질환과 치료법, 발 건강을 지킬 수 있는 올바른 건강 관리 방법에 대해 알아보자.

발바닥과 발뒤꿈치 통증의 원인, 족저근막염

족부질환은 크게 족저근막염과 발목 관절염, 무지외반증, 발목터널증후군 등으로 나뉜다. 족부질환 환자의 절반가량이 족저근막염을 앓고 있는 것이다. 족저근막염 환자 수는 해마다 증가해 이미 2013년에 15만 3천 명을 넘었고, 건강보험심사평가원 조사에 따르면 10명 중 1명이 족저근막염을 앓고 있다고 한다. 최근 레저스포츠를 즐기는 인구가 늘어나면서 족저근막염 환자 수는 더 늘어나고 있는 추세다.

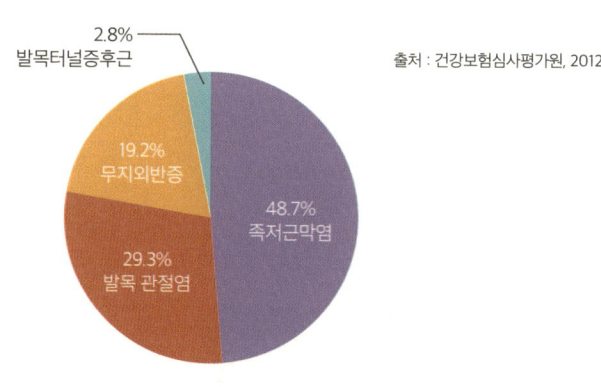

주요 족부질환의 발병률

하루 1시간씩 운동을 거르는 법이 없는 이승래(61세) 씨. 운동을 마치고 이승래 씨가 가는 곳은 서울 성동구의 한 공장이다. 그는 40년 동안 재봉 공장을 운영하며 오전 9시부터 저녁 8시까지 매일 9시간 정도를 선 채로 일해왔다. 이승래 씨의 근무 모습을 살펴보면, 발뒤꿈치로 다른 발뒤꿈치를 치는 행동을 반복하는 것을 확인할 수 있다. 건강해 보였던 이승래 씨는 사실 10년 전부터 걷거나 달릴 때 느껴지는 발의 통증으로 고민 중이다. 나아질 거라는 막연한 기대감으로 대수롭지 않게 넘겨 왔지만, 심할 때는 자고 일어난 아침에도 발뒤꿈치에 뭐가 매달려 있는 것 같은 통증이 계속됐다. 통증 완화에 도움이 된다는 기능성 신발도 신어봤지만 별다른 효과를 보지 못했다. 이승래 씨의 발에는 어떤 문제가 있는 것일까?

이승래 씨는 병원을 찾아 엑스레이 검사와 초음파 검사를 받았다. 뼈에 이상이 있다면 엑스레이 검사에서, 인대와 근육에 이상이 있다면 초음파 검사에서 이상 소견이 나오게 된다. 검사 결과 이승래 씨 발 통증의 원인은 족저근막염이었다.

족저근막이란 뒤꿈치 뼈에서부터 발가락 아래까지 연결된 두껍고 강한 섬유 띠다. 족저근막은 발바닥의 충격을 흡수하고 보행에 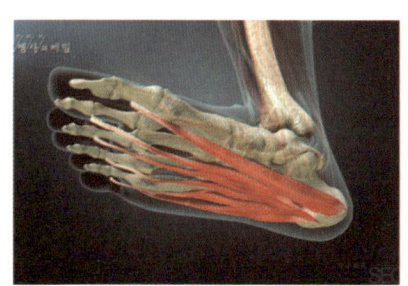 중요한 역할을 한다. 그런데 오랫동안 서 있거나 급격한 체중 증가, 무리한 운동을 할 경우 족저근막이 자극을 받게 된다. 반복적인 자극이 발바닥에 과도한 스트레스로 작용해 손상으로 이어지고, 염증이 발생하면서 발바닥과 뒤꿈치에 통증이 찾아온다.

통증이 심하지 않은 가벼운 족저근막염은 스트레칭과 마사지만으로 개선이 가능하다. 단단해진 족저근막을 풀어줄 수 있는 스트레칭을 하고, 뒤꿈치와 발바닥이 쉴 수 있도록 긴장된 부위를 손으로 가볍게 마사지 해주는 것이 좋다.

반복된 염좌 통증의 방치가 부르는 발목 관절염

평소 등산과 배드민턴을 즐겼다는 이석우(47세) 씨는 건강이라면 자신 있었다. 하지만 2009년 배드민턴을 하다가 발목을 접질린 후부터 시작된 발목 염좌로 그의 자신감은 사라졌다. 발목의 인대나 근육의 일부가 외부충격으로 인해 늘어나거나 찢어지는 경우를 발목 염좌라고 한다. 왼쪽 발목에 이어 오른쪽 발목이 계속 접질려 통증이 심할 때도 이석우 씨는 진통소염제로 버티며 운동을 계속했다. '운동으로 다친 곳은 운동으로 고친다'는 배드민턴 코치의 자체 처방전을 따른 것이었다. 그렇게 운동을 계속하다 겨울이 시작될 쯤, 발목의 심한 통증은 걸을 때도 계속되었고 자고 나면 발목이 지나치게 뻣뻣했다. 정확한 진단과 치료 없이 단순히 발을 움직이고 근육을 단련시키면 괜찮을 거라 안일하게 생각했던 이석우 씨는 결국 40대에 발목 관절염 진단을 받았다.

발목 관절염이란 발목에 찾아온 관절염이다. 보통 '관절염' 하면 무릎을 떠올리지만 발목에도 관절염이 온다. 무릎은 나이가 들면서 자연스럽게 찾아오는 퇴행성 관절염이 많은 반면, 발목은 외상에 의한 외상성 관절염이 많다. 발목이 접질리거나 부러져 연골 손상이 오면 외상성 관절염이 쉽게 발생하게 된다. 단순히 발목을 접질렸을 뿐인데 관절염까지 진행되는 이유는 무엇일까?

발목은 정강뼈, 종아리뼈, 목발뼈와 다양한 인대들로 이루어져 종아리와 발을 연결하는 역할을 한다. 걷다가 발이 미끄러져 발목이 접질린 후, 발목 인대가 제대로 회복되지 않으면 발목의 안

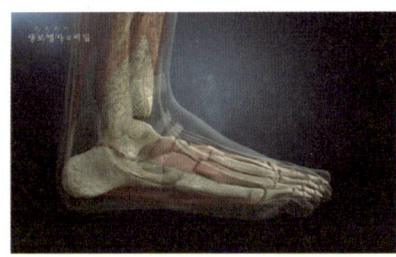 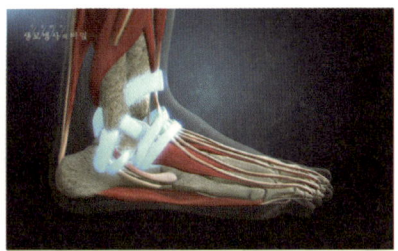

발목을 구성하는 뼈와 인대

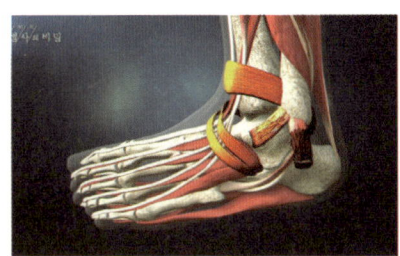 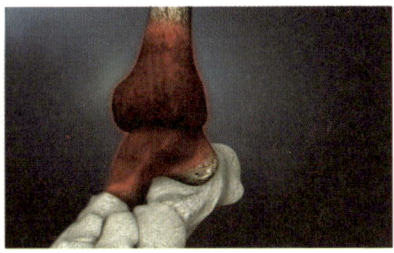

손상된 발목 인대와 연골 모습

정성이 떨어지게 된다. 그럼 다시 발목을 접질리는 일이 생긴다. 이렇게 반복적으로 발목이 접질리게 되면 인대가 찢어지게 되고, 발목 관절의 연골 손상으로 이어져 뼈와 뼈가 부딪히며 발목 관절염이 유발된다.

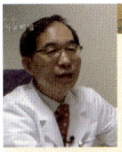

Doctor Says
발목 관절염은 증상이 없을 때 치료를 시작해야 한다

" 발목 관절염은 초기에는 별 증세가 없다. 발목을 아주 많이 쓸 때만 증세가 있는 환자가 많다. 이런 시기를 다 넘기고 관절이 닳고 닳아서 뼈끼리 완전히 맷돌처럼 갈리는 상태가 돼서야 병원에 오면 해결할 길이 없다. 그래서 발목 관절염은 조기에 발견하는 것이 매우 중요하다.
_이우천 교수(인제대 서울백병원 정형외과)

이석우 씨는 심한 발목 통증을 견딜 수 없어 수술을 선택했다. 발목 염좌를 가볍게 여기고 통증이 사라지면 운동을 계속했던 지난날이 후회스럽지만 되돌릴 수는 없었다. 전문가들은 초기 발목 염좌를 어떻게 대처하느냐가 발목 건강에 큰 영향을 미친다고 말한다.

발목 수술 : 관절유합술과 인공관절치환술

발목 관절염은 초기에는 약물치료와 물리치료 등 보존적 요법으로 치료할 수 있지만 연골이 닳아서 뼈까지 충돌되는 경우는 수술을 받게 된다. 발목 관절염의 대표적인 수술은 발목고정술로 불리는 '관절유합술'과 '인공관절치환술'이다. 관절유합술은 발목관절을 움직임이 없는 관절로 고정하는 것이고, 인공관절치환술은 말 그대로 발목에 인공관절을 삽입하는 수술이다.

발목 관절염의 진행이 심하지 않으면 발목 관절이 움직이지 않도록 정강뼈와 종아리뼈를 이어주는 관절유합술을 진행한다. 이와 함께 발목을 움직일 때 통증을 일으키는 변형된 뼈를 매끄럽게 다듬는 시술을 하기도 한다. 문제가 되는 뼈의 돌기를 제거하면 발목을 정상적인 위치에서 이탈시키는 힘이 줄어들기 때문에, 걸을 때 발목이 흔들리지 않고 바른 방향으로 힘이 진행되어 안정감을 느낄 수 있다.

발목 관절염을 오래 앓아 왔거나, 통증이 심한 환자들의 경우에는 인공관절치환술이 해결책이 될 수 있다. 김상곤(65세) 씨는 가만히 있어도 전해오는 통증 때문에 한걸음 떼기도 쉽지 않다. 처음 발목이 아프기 시작한 것은 7년 전으로 오른쪽 발목에서 통증이 시작됐다. 당시는 발목 통증을 대수롭지 않게 생각해 집에서 찜질을 하거나 진통제로 견디는 것이 치료의 전부였다. 그렇게 허투루 통증을 방치한 결과, 현재 그의 일상은 완전히 달라졌다.

양쪽 발목은 모두 퉁퉁 부었고, 물집과 염증이 생기면서 심한 통증에 시달리고 있다. 약이 없으면 일상생활이 힘들 정도여서 집안 곳곳에는 항상 진통제와 신경안정제가 준비되어 있다. 혼자서 잘 걷지 못하게 되자 농사일은 물론 가벼운 여가생활도 즐기기 어려워졌고, 활동량이 줄어드니 체중이 불어 발의 통증은 더 극심해졌다.

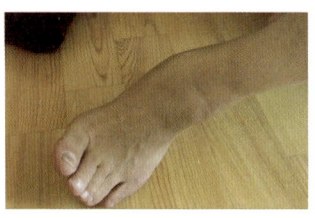

복숭아뼈가 보이지 않을 정도로 부은 발

계속되는 발목 염좌로 발목 관절의 연골이 완전히 닳아 없어진 김상곤 씨는 말기 관절염 진단을 받았다. 그에

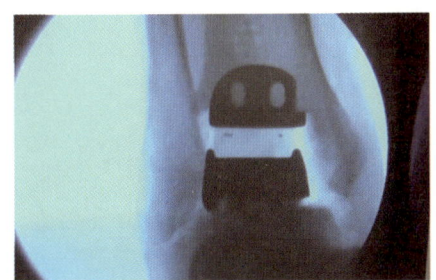
인공관절을 넣은 발목 모습

게 남아 있는 치료법은 인공관절치환술뿐이었다. 인공관절치환술은 정강뼈와 복사뼈의 연골을 제거한 뒤에 관절의 연골 역할을 할 수 있는 인공관절과 중간 가동형 관절을 삽입하는 수술이다. 발목의 안정성을 높여주기 위해 손상된 인대교정이 함께 진행되는 경우도 있다

발 건강을 위한
운동법은 따로 있다

발 질환의 유병률은 높은 편이다. 2010년 대한간호학회지에 따르면 고령 인구의 5명 중에 4명은 무지외반증을, 2명 중에 1명은 족저근막염을 앓고 있는 것으로 나타났다. 하지만 전문가들은 발이 보내는 경고 신호만 제때 알아차리면 특별한 치료 없이도 발 건강을 지킬 수 있다고 강조한다. 양말을 벗었을 때 빨갛게 자극된 부위가 지속적으로 아프다거나 걸을 때 발의 특정 부위에 통증을 느낀다면 족부질환을 의심해봐야 한다. 발 건강을 지킬 수 있는 방법들을 알아보자.

건강을 위해 달리는 마라톤이
발 건강을 해친다

　마라톤은 대표적인 전신 운동으로 전신의 근력을 향상시키고, 심폐 지구력을 단련하는 데 도움을 준다. 하지만 먼 거리를 장시간 달려야하기 때문에 발과 발목에는 오히려 무리를 주게 된다. 많은 마라토너들이 뛰고 싶은 욕심에 발과 발목에 통증이 와도 이를 무시하고 달리기 일쑤다. 발 통증은 누구에게나 찾아오는 것이라고 생각하고 무던하게 넘기고 만다. 과연 건강을 위해 달리는 마라토너들은 어떻게 발 건강을 지키고 있을까?

　서울의 한 야외 경기장에서 열리는 큰 규모의 마라톤 대회. 마라톤에 대한 사람들의 관심이 높아지면서 참가자 수는 해마다 늘고 있다. 경기장에서 만난 마라톤 동호회 사람들은 제작진에게 각자 나름의 발 건강법을 소개해주었다. 목욕탕에 가서 뜨거운 물로 찜질을 해주기도 하고, 소염제나 크림을 바른다고도 했다. 통증이 올 때 발을 더 단련시켜서 건강을 유지한다는 마라토너도 있었다. 이들의 발은 어떤 상태일까? 제작진은 마라토너들의 발 상태를 알아보기로 했다.

　6명의 마라톤 동호회 회원들은 다양한 검사를 받았다. 결과는 예상대로였다. 마라톤을 완주하지만 자주 통증을 경험했다는 한 마라토너는 초음파상 만성 족저근막염 소견이 나왔다. 바깥쪽 관절에 통증을 느꼈던 곧 50대가 되는 회원은 발목 관절염 초기로 진단됐고, 2명은 발목을 접질리기 쉬운 내반슬 진단을, 그리고 나머지 2명은 족저근막염 진단을 받았다. 보통 마라톤을 처음 시작하는 초심자들은 발꿈치로 땅을 쿵쿵 디디면서 뛰는 경우가 많다. 그런 경우 발뒤꿈치와 족저근막, 무릎, 허리, 골반에 무리를 주어 족저근막염을 유발할 수 있다.

그렇다면 달리는 방법에 따라 발이 받는 압력은 어떻게 달라질까? 압력을 수치화할 수 있는 센서를 부착한 뒤에 주법에 따라 달라지는 충격량을 측정해보기로 했다. 먼저 발뒤꿈치가 바닥에 닿는 방법으로 달리고, 그 다음 발의 앞쪽으로 지면을 디디며 달리도록 했다.

실험 결과 누르는 수직 값이 뒤꿈치부터 달리는 경우에 더 크게 나왔다. 뒤꿈치부터 땅에 닿으면서 장시간 걷게 되면, 뒤꿈치에 강한 압력이 작용하기 때문에 통증과 발 질환이 유발될 수 있다. 마라톤과 같이 장시간 발에 무리를 줄 수 있는 운동을 할 때에는 올바른 발착지 방법을 인지하고, 충격 완화에 도움이 되는 쿠션 기능이 있는 신발을 신는 것이 좋다.

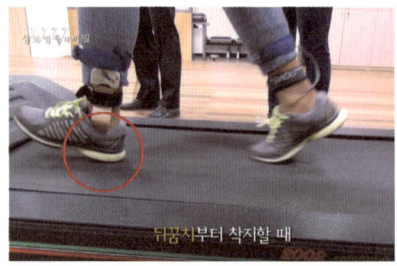 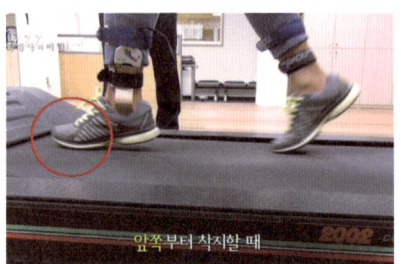

스트레칭과 보호대로
발목을 관리한다

　격렬한 농구 시합이 한창인 체육관에서 자유롭게 코트를 누비는 문병윤(34세) 씨는 7년 전까지만 해도 이런 활동들을 상상조차 할 수 없었다. 당시 문병윤 씨는 농구 경기 중 점프하고 떨어지는 중에 상대방과 충돌하며 발목이 돌아갔다. 발목이 어긋난 상태에서 떨어져 발목을 크게 접질렸지만, 치료는 깁스를 잠깐 하고 한의원에서 침을 맞는 정도로 마쳤다. 시간이 지나면서 통증이 줄어들자 문병윤 씨는 발목이 다 나은 줄 알고 운동을 계속했다.

　보통 발목 염좌의 경우, 통증은 사라졌어도 인대는 여전히 늘어나 있는 경우가 많다. 이렇게 인대가 늘어나 있는 경우에는 운동을 하면 안 된다. 인대가 회복되지 않은 상태에서 운동을 계속하면 또다시 발목을 접질리는 일이 발생하게 되고 인대 손상이 가속화되기 때문이다. 문병윤 씨는 양쪽 발목 모두에 발목 불안정성 진단을 받았다. 발목의 불안정성으로 인해 문병윤 씨는 자주 발목을 접질렸고 발목에서 뼛조각까지 발견되었다. 결국 뼛조각을 제거하고 발목 바깥쪽에 있는 인대를 봉합하는 수술을 받았다.

　수술 후 3개월 정도가 지나자 문병윤 씨는 발목을 심하게 접질리는 일 없이 일상으로 복귀할 수 있었고 곧 운동도 다시 할 수 있게 됐다. 발목 질환을 앓은 후, 문병윤 씨에게는 새로운 습관이 생겼다. 발목을 보호하는 보호대 착용은 물론 운동 전후 스트레칭으

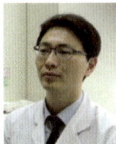

Doctor Says

발목은 수술이 반, 재활이 반이다

"발목 불안정성은 '수술이 반, 재활이 반'이라고 이야기한다. 수술을 했다고 다시 발목을 접질리지 않을 수는 없다. 환자가 수술 후에 자기 관리를 철저히 해야 발목을 안전하게 오래 쓸 수 있다.

_김진수 교수(을지병원 족부정형외과)

로 발목의 긴장을 풀어준다. 꾸준히 병원을 다니고 정기검진도 받으며 다시 되찾은 발목 건강을 지키기 위해 누구보다 열심히 재활 운동을 하고 있다.

발목 인대와 근육을 단련시켜주는 스트레칭은 발목의 불안정성을 낮추는 데 효과적이다. 발목 근력 강화 운동, 대퇴근과 종아리 근육 강화 운동, 신경 부조화를 잡아주는 균형 운동은 발목을 덜 접질릴 수 있게 도와준다. 실제 태권도학과 학생들을 대상으로 진행한 연구 결과에 따르면, 8주간 꾸준히 운동을 실시한 뒤 학생들의 왼발, 오른발 그리고 양발 모두의 불안정성이 낮아진 것으로 나타났다.

발 건강을 위한 스트레칭

종아리와 발바닥 근육, 뒤꿈치를 자극하는 스트레칭은 발 질환을 예방하고 통증을 호전시킬 수 있다. 특히 오래 서 있거나 걸어서 생기는 발의 피로, 유연성 저하 등에 효과적이다.

발 운동법 1

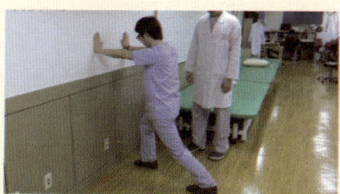 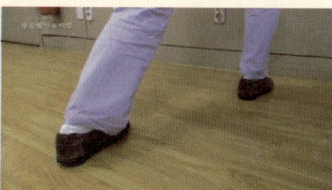

양손으로 벽을 짚고 한쪽 무릎을 구부린 자세를 30초간 유지한다. 다리를 바꿔가며 총 10분간 시행한다. 발의 앞쪽과 뒤꿈치가 들리지 않도록 주의한다.

발 운동법 2

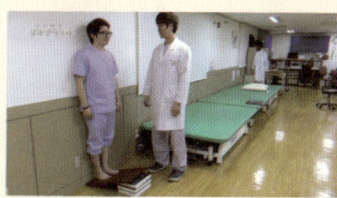 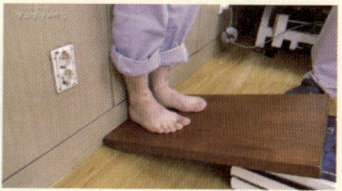

판자와 책을 이용해 비스듬한 경사로를 만들고 그 위에서 약 5분간 서 있는 자세를 유지한다. 종아리가 당기는 느낌이 드는 정도의 높이에서 시작해 자세가 익숙해지면 서 있는 시간과 높이를 점차 늘린다.

발 운동법 3

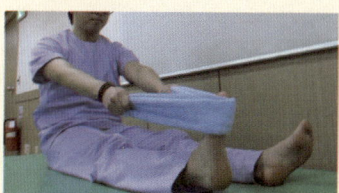 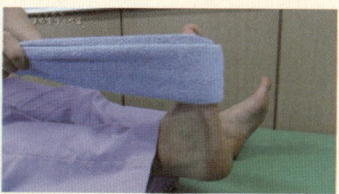

수건으로 발의 볼 부분을 감은 후 무릎을 쭉 펴고 몸 쪽으로 잡아당겨 5초 이상 유지한다. 무릎이 구부러지지 않도록 주의한다.

PART 5

통증 자체가 하나의 질병인 만성통증은 삶을 매우 황폐하게 만든다. 그렇기에 조기치료와 관리가 무엇보다 중요하며 통증으로 인한 악순환을 끊어내기 위해 노력해야 한다. '바람이 스치기만 해도 아플 정도'로 통증이 극심한 통풍은 스트레스와 음주가 일상이 된 현대인의 새로운 만성질환이다. 생소할 수도 있는 만성통증과 통풍에 대해 자세히 알아보자.

만성통증

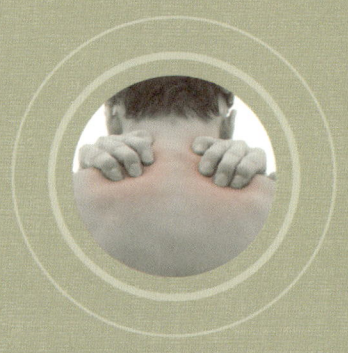

조기치료가
무엇보다 중요하다

통증 자체가 하나의 질병인
만성통증

통증은 우리 몸에 질환이 있다는 것을 알려주는 신호등과 같다. 특정 부위에 질병이 발생했으므로 되도록 빨리 이를 해결하라고 통증 신호로 알려주는 것이다. 하지만 어떤 이유로 인해 신호등이 고장 나게 되면, 질병이 있든 없든 통증이 계속되기도 한다. 고장난 신호등으로 인해 만성통증이라는 또 다른 질병을 갖게 되는 것이다.

통증 자체가 하나의 질병인 만성통증은 삶을 매우 황폐하게 만든다. 극심한 통증은 바깥 활동은 물론 사소한 일상생활조차 불가능하게 만든다. 숙면을 방해해 삶의 질을 떨어뜨리고, 예민하고 날카로운 성격으로 바꿔 놓기도 한다. 인지기능에도 영향을 미쳐 기억력을 손상시킨다. 통증을 치료하지 않고 방치한 대가는 혹독하다. 우리의 삶을 송두리째 바꿔놓기도 하는 생소한 질병인 만성통증에 대해 자세히 알아보자.

통증 억제 시스템이 무너져서 오는 극심한 고통

만성통증이란 말 그대로 오랜 기간 통증이 수시로 나타나는 것이다. 똑같은 통증이 3개월 이상 지속되면 만성통증이라 한다. 만성통증을 앓는 환자들은 통증이 찾아오면 아무 일도 할 수 없고, 사는 것이 고통스럽다.

또한 만성통증은 삶의 질도 저하시킨다. 10년째 척추관 협착증을 앓고 있는 이정숙(72세) 씨는 오늘도 잠 한숨 제대로 못잤다. 밤새 허리 통증에 시달렸기 때문이다. 자리에서 일어나자마자 하는 일은 스트레칭이다. 남편이 다가와 굳었던 몸을 풀어줘야 자리에서 겨우 일어날 수 있다. 이정숙 씨가 병상에 누운 뒤 집안 풍경은 예전과 많이 달라졌다. 통증이 시작되면 아무 것도 할 수 없는 이정숙 씨를 대신해 지금은 남편이 살림을 도맡아 하고 있다.

이정숙 씨는 대학병원에서 20년 넘게 조리사로 근무할 정도로 누구보다 성실한 삶을 살았다. 처음 허리가 아팠을 때는 일이 바빠서 그러려니 하고 그냥 넘겼지만 허리 통증은 점점 심해졌다. 시간이 지나고 나이가 들어 치료를 시작하니 통증은 생각처럼 잘 잡히지 않았다. 급기야 직장생활은 물론 집안 살림조차 할 수 없게 됐다. 지금 와서 생각하면 제때 치료를 시작하지 않은 것이 너무나 후회스러울 뿐이다. 모든 질병이 그렇지만 만성통증 역시 치료가 늦으면 늦을수록 건강했던 예전 상태로 되돌아가기가 어렵다.

일반적인 상해나 질병으로 통증이 발생하는 과정은 매우 자연스럽다. 다치거나 병이 생기면 이러한 자극은 말초신경을 따라 척수와 뇌로 전달되고, 뇌는 위험도를 분석한다. 그리고 자극으로부터 피하거나 치료를 하라고 지시를 내리는데 이것이 통증이 된다. 적절한 대처를 하면 일반적인 통증은 치료 과정을 통해 자연스럽게 사라진다. 뇌도 더 이상 반응을 하지 않는다. 그런데 왜 만성통증의 강도는 수그러들지 않고 점점 더 높아만 가는 것일까?

치료하지 않거나, 치료를 하더라도 시기를 놓치면 통증이 지속적으로 가해지게 되고 우리 몸의 통증 전달 체계는 무너지게 된다. 일반적으로 척수를 통해 뇌로 통증 전달 신호를 보내면 뇌는 다시 척

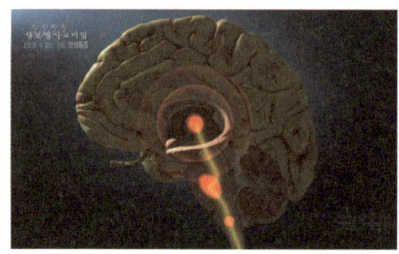 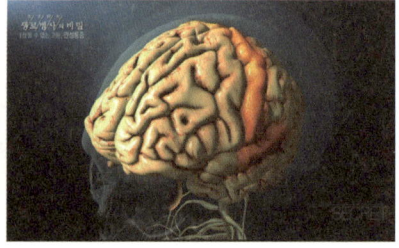

외부로부터 들어온 자극이 말초신경을 따라 척수와 뇌로 전달된다.

수를 통해 '위험하니 피해라, 치료를 해라'는 식의 통증 억제 신호를 보낸다. 그런데 통증 전달 체계가 무너지면 약한 자극에도 아주 극심한 통증을 느끼게 된다. 결국 나중에는 아프지 않는 자극에도 민감하게 반응해 극심한 통증을 느끼게 되는 것이다. 이것은 확성기나 스피커의 원리와 비교할 수 있다. 작은 음이 스피커를 통하면 커지듯, 만성통증 환자들은 작은 자극도 큰 통증으로 받아들인다.

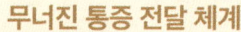

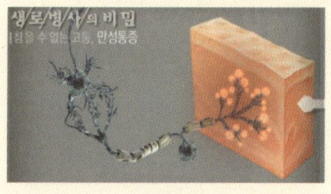

자극으로 손·발 말초신경의 통증을 받아들이는 수용체가 활발해지면 염증이 발생.

 염증 지속

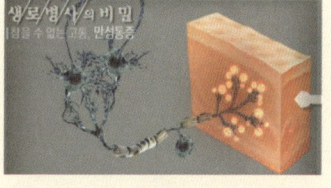

신경섬유가 흥분, 다른 염증세포까지 끌어들여 통증은 더욱 악화. 작은 자극에도 크게 반응.

 통증 지속

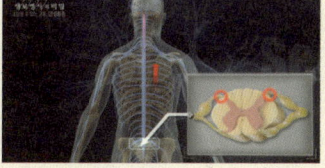

중추신경인 척수에도 이상이 생김. 신경세포(뉴런)가 흥분되어 있어 아주 강한 통증 신호를 계속 척수와 뇌에 전달.

자살충동에서 학습능력저하까지, 정신도 무너진다

우울증

　만성통증은 신체는 물론 정신건강에도 악영향을 끼친다. 대표적으로 만성통증 환자들은 불안과 무기력 그리고 우울감을 쉽게 느낀다. 2년 전 손목 통증이 시작되기 전까지만 해도 이영순(72세) 씨는 여러 개의 친목회에서 회장과 총무직을 맡을 정도로 활기찬 노년을 보내고 있었다. 그러나 병치레를 하면서 얼굴에 생기가 사라졌다. 통증이 심각해지자 밤에 잠을 자지 못해 동네 공원에 가서 밤을 새기도 했다. 남편은 그런 이영순 씨를 소리 없이 지켰다. 하지만 전신으로 퍼진 통증은 이영순 씨에게 불안과 우울 증세까지 가져다주었다. 통증으로 인해 피폐해진 모습을 남에게 보이기 싫어 외출은 물론 외부와 연락조차 끊고 지냈다.

　유럽의 『통증의학저널』은 이영순 씨의 경우처럼 만성통증을 앓고 있는 환자 대부분이 불면증과 무기력증, 우울증을 앓고 있다고 보고

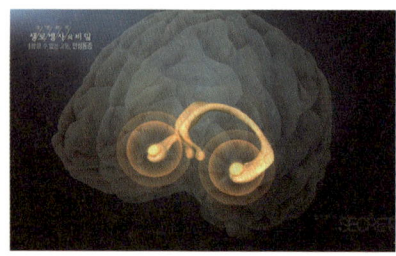 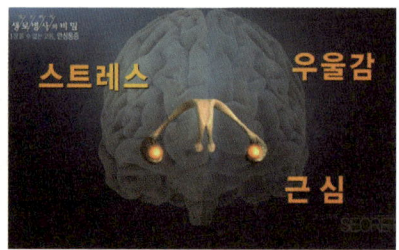

통증 신호에 자극을 받는 편도체

했다. 통증이 정신건강에까지 심각한 영향을 미치고 있는 것이다.

통증이 감정에 어떻게 영향을 미치게 되는지 우리 뇌 속에 있는 편도체에서 해답을 찾을 수 있다. 편도체는 학습과 감정을 처리하는 부위다. 통증 신호가 편도체를 계속 자극하면 편도체는 이러한 자극들을 나쁜 감정으로 인식해 스트레스와 우울, 근심을 만들어 낸다. 견딜 수 없는 통증과 함께 찾아온 우울증으로 만성통증 환자들은 힘겨운 나날을 보내게 된다.

8년 전, 척수 종양 제거술을 받은 김동규(61세) 씨는 수술 후 생긴 신경통 때문에 해서는 안 될 일까지 시도했다. 극심한 고통을 끊어내려고 여러 차례 자살시도를 한 것이다. 병원에서 통증 신호를 끊어주는 시술을 해봤지만 소용이 없었다. 마약성 진통제가 없으면 숨 쉬는 것조차 힘든 김동규 씨 옆에는 항상 아내가 있다. 남편이 또다시 위험한 생각을 하는 건 아닐까 하는 불안감에 아내는 잠시도 곁을 떠날 수가 없다. 김동규 씨의 아내는 병간호에 매달리느라 직장도 다닐 수 없었다. 형편은 급속도로 기울기 시작했고 그저 바라볼 수밖에 없는 아내의 마음은 타들어간다.

대한신경정신의학회지에 의하면 김동규 씨처럼 통증에 오랫동안 시달린 환자들 중 상당수가 자살을 생각하고 시도한 적이 있다고 한다. 만성통증을 느끼는 환자들 중 자살을 생각하는 환자들은 5~14% 정도이고, 이들 중 상당수인 20%가 실제로 자살을 시도한다고 한다. 그만큼 만성통증은 고통스럽고 자기 제어가 안 될 만큼 힘든 질병이라는 이야기다.

출처 : 보건복지부

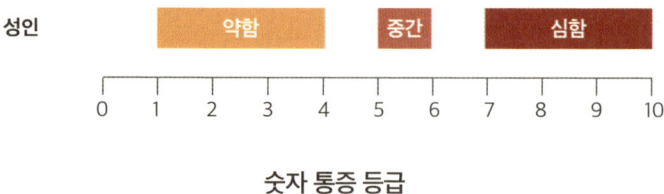

숫자 통증 등급

 자살을 고려할 만큼 삶이 힘든 김동규 씨는 어느 정도의 고통을 느끼고 있는 것일까? 일반적으로 통증은 강도에 따라 0에서 10으로 나뉜다. 꼬집거나 주사를 맞아 생기는 통증은 1~4 사이, 치통이나 발을 삔 수준은 5~6 정도, 7 이상은 고통이 심한 상태다. 김동규 씨가 평상시 느끼는 통증의 정도는 7 이상으로 통증환자 중 최상위 그룹에 속한다.

 일반인들이 아침에 일어나서 하루 일과와 중요한 만남을 생각할 때 만성통증 환자들은 '오늘 하루 얼마만큼의 통증이 올까, 돌발통이 오면 무슨 약을 먹어야 할까'를 고민하며 하루를 시작한다. 매순간이 통증과 벌이는 끝없는 사투가 된다.

인지기능 저하

 통증이 만성적으로 지속되는 복합부위 통증증후군을 앓고 있는 김진석(60세) 씨는 하루하루가 지옥 같다. 도끼로 사지를 자르는 듯한 극심한 통증이 찾아오기도 하고, 근육이 땅겨 아프기도 하다. 통증을 참느라 앙다문 입 때문에 치아까지 상하고 말았다. 8년째 통증에 시달리다보니 모든 게 다 엉망이 됐다. 그러다 최근에 걱정거리가 하나 더 늘었다. 극심한 통증 이후 성격이 변하고, 인지력까지 떨어진 것을 확인했기 때문이다.

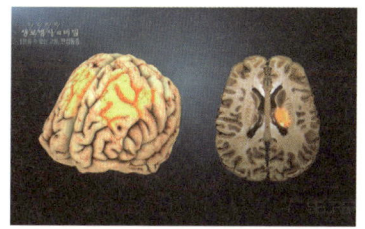

대뇌전두엽과 뇌 안쪽의 시상

전에는 잘 참고 넘겼던 일들도 요즘은 불같이 화가 나기 일쑤다. 작은 불편도 참지 못하는 다혈질 성격으로 바뀌었다. 게다가 요즘은 물건을 둔 자리를 잊어버리고 문을 잠갔는지도 생각이 잘 안난다. 통증과 함께 불안한 마음이 항상 따라 다닌다.

세계통증학회에서 발표된 논문에 따르면, 복합부위 통증증후군을 앓고 있는 환자들은 인지능력이 정상인에 비해 떨어진다고 한다. 복합부위 통증증후군을 가진 환자들은 공간 촉각적 민감도가 감소하였고, 통증에 영향을 받은 부위에서의 감지능력 저하와 더불어 결정능력도 저하되었다. 그렇다면 만성통증은 어떻게 감지능력에까지 영향을 미친 것일까?

우리의 뇌 속에는 통증을 감지하는 부분이 있다. 대뇌 전두엽과

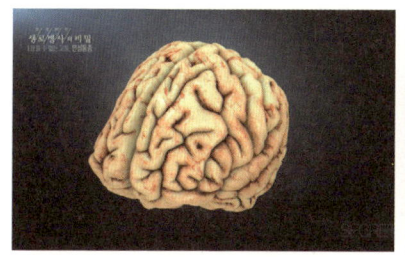
정상 뇌 모습

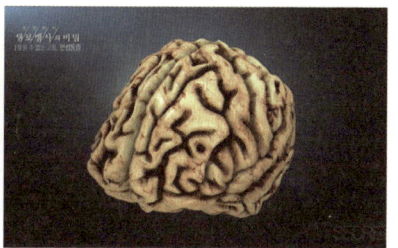
만성통증으로 면적이 줄어든 뇌 모습

뇌 안쪽에 있는 시상이다. 미국의 한 통증전문의는 이 두 곳이 자극을 받으면 뇌의 크기가 작아진다는 걸 발견했다. 만성화된 통증은 대뇌 전두엽과 시상을 자극해 뇌의 전체 면적을 줄어들게 만들고 결국 노화가 찾아온 뇌와 비슷한 모양으로 변하게 된다.

노인들은 만성통증에 더 취약하다

자식 걱정과 진료비 부담

얼마 전 질병관리본부에서 조사한 내용에 따르면 우리나라 60세 이상 노인의 만성통증 유병률은 70%를 상회한다. 남성의 경우 10명 중 6명이, 여성의 경우 8명 중 7명이 평소 만성통증에 시달리고 있다. 만성통증을 호소하는 부위는 60세 이상 남녀 90% 이상이 근골격계였다. 그 중 무릎과 허리 통증 유병률이 가장 높았다.

왜 나이가 들면 통증에 취약해지고, 만성화된 통증을 달고 살게 되는 것일까? 제작진은 고령의 만성통증 환자들을 만나며 그 답을 찾아보고자 했다.

올해 여든 두 살인 백희라 씨는 어깨에 생긴 염증 때문에 팔을 드는 것조차 힘들었지만 열흘 만에야 마취통증의학과를 찾았다. 백희라 씨 오른쪽 어깨 내부에는 고름이 가득 차 있었다. 의료진이 주사로 인대에 고인 고름을 빼주는 시술을 한 뒤에야, 고름으로 눌렸던 신경이 펴지면서 견디기 힘들었던 통증은 잦아들었다.

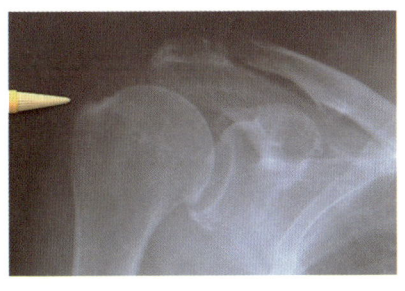

백희라 씨 오른쪽 어깨의 골관절 면은 불규칙하게 패어 있고, 쇄골과 견봉이 만나는 관절 부분에는 관절염도 있다. 또한 어깨뿐 아니라 무릎도 퇴행성 관절염이 진행되어 꽤 심각한 상태다. 퇴행성 관절염을 정도에 따라 분류한 기준인 'K-L단계'의 4단계로 수술을 고려해볼 상태이지만 백희라 씨는 완강히 수술을 거부하고 있다. 통증이 심한 현재도 웬만하면 병원 출입을 자제하려고 한다. 자식에게 부담을 주지는 않을까 하는 걱정이 앞서기 때문이다.

김계남(82세) 씨가 병원 출입을 꺼리는 이유도 같다. 나이 들어 행여 자식들에게 부담을 주지는 않을까 하는 미안한 마음에 아프다는 말도, 병원을 찾는 일도 마음껏 할 수가 없다.

우리나라의 노인 진료비는 매년 빠르게 증가하고 있다. 이것은

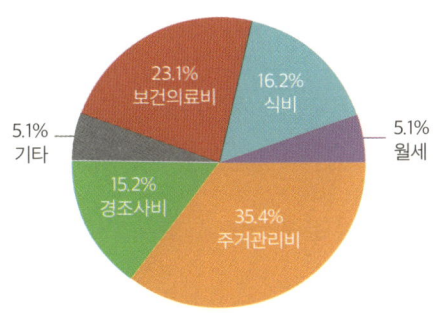

노인이 부담을 느끼는 지출 항목

늘어난 기대수명과 연관이 깊다. 수명이 증가하면 그만큼 의료비 부담도 함께 늘어나기 때문이다. 2014년 한국보건사회연구원에서 조사한 '노인이 부담을 느끼는 지출 항목'에 따르면 보건의료비는 주거관리비 35.4%에 이어 23.1%로 큰 비중을 차지하고 있다. 대부분의 노인들이 퇴직 후 일정한 수입이 없기 때문에 진료비를 부담스러워한다. 몸이 아파도 참고 계속 병을 키우게 되는 안타까운 현실이다.

면역력 약화

노인들에게 만성통증이 많이 찾아오는 또 하나의 원인은 면역력 약화다. 면역력이 떨어지는 시기에는 쉽게 넘길 수 있는 질환도 큰 병으로 진행될 수 있다. 특히 65세 이상 노인들은 대상포진을 앓은 뒤 합병증인 대상포진 후 신경 통증으로 고생하는 경우가 많다.

김형신(70세) 씨는 대상포진 통증을 가볍게 여기다가 큰 병을 얻었다. 지난 4월 심장 대동맥 수술을 받은 후, 체력이 떨어지면서 가슴부위에 대상포진이 나타났다. 처음에는 바늘로 쑤시는 것같이 따끔따끔한 게 전부였지만, 통증이 퍼지면서 번개에 맞은 것처럼 머리가 곤두서는 강한 통증이 찾아왔다. 4개월이 지난 뒤에야 치료를 시작하고 보니 피부에 난 수포는 사라졌지만 통증은 여전히 계속됐다. 김형신 씨가 통증 치료를 위해 선택한 것은 통증 신호의 진로를 일시적으로 차단하는 방척추 신경차단술이었다. 통증이 지속되면 대뇌에서 통증을 느끼는 강도가 더 민감해져 만성통증으로 악화될 수 있기 때문에, 이를 일시적으로 끊어주어 통증 수위가 낮아지도록 유도하는 치료법이다.

조기산(77세) 씨는 왼쪽 눈 주위에 난 대상포진 때문에 병원을 찾았다. 통증이 오면 눈부터 어두워졌고, 충혈되고 눈물이 나면서 뒤통수까지 당겼다. 통증은 40분씩 이어지기도 했

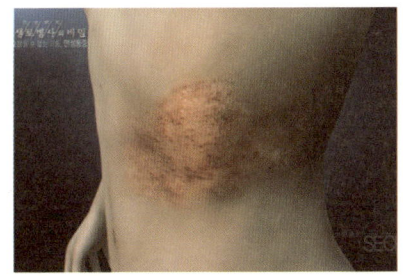

대상포진

다. 이미 20년 전 원인불명의 시신경 손상으로 오른쪽 눈의 시력을 잃은 조기산 씨는 대상포진으로 인한 신경 손상으로 왼쪽 눈까지 실명 위기에 놓이게 되었다.

김형신 씨와 조기산 씨를 괴롭게 만든 대상포진은 어릴 때 앓던 수두 바이러스가 주요 원인이다. 수두 바이러스는 몸속 신경세포에 잠복해 있다가 면역력이 떨어지면 변형을 일으켜 피부에 띠처럼 몸을 감싸는 물집을 만들어 낸다. 이것을 대상포진이라 부른다. 배나 등, 얼굴과 팔다리에도 나타나는 이 질환은 조기에 치료하면 나을 수 있지만, 방치할 경우 신경이 대상포진 바이러스에 손상돼 극심한 통증이 발생한다. 노인들의 경우, 대상포진이 만성통증 질환으로 돌변할 수도 있기 때문에 조기에 치료하는 것이 중요하며, 무엇보다도 대상포진에 걸리지 않도록 평소에 면역력 관리를 철저히 하는 것이 중요하다.

3개월, 만성통증 치료의
골든타임

　　　　　　만성통증은 시작과 끝이 없는 뫼비우스의 띠와 같다. 통증이 시작되면 환자는 우울감에 시달리고 외출을 꺼려한다. 움직임이 적어지면 식욕도 떨어지고, 기력도 떨어진다. 기력이 떨어지면 피로가 더욱 쌓이게 되고 통증은 더욱 커져만 간다.

　만성통증은 완치하기는 어렵지만 악순환을 끊어내는 노력을 통해 환자와 가족은 고통을 조금씩 줄여나갈 수 있다. 물론 그보다 앞서 통증이 급성에서 만성으로 넘어가는 것을 막는 것이 우선이다. 몸이 보내는 신호를 빨리 알아채고, 치료에 임한다면 통증은 얼마든지 끊어낼 수 있다. 우리 삶을 황폐하게 만드는 만성통증은 공포의 질병이 아닌 극복의 대상이다. 만성통증 치료의 골든타임을 지키는 방법들을 알아보자.

조기에 치료하면 통증은 만성화되지 않는다

빙산의 일각이라는 말이 있다. 작은 빙산 밑에 숨어 있는 큰 빙산을 보지 못하고 그저 눈에 보이는 것만 보고 그냥 지나치려 한다면 큰 낭패를 볼 수 있다. 통증도 마찬가지이다. '아프다 말겠지', '참으면 나아지겠지'라는 생각이 만성통증을 키운다. 조기에 감지하고 치료해야 낭패를 면할 수 있는 만성통증, 어떻게 하면 고통에서 벗어날 수 있을까?

오랫동안 극심한 통증을 앓으면 본인은 물론 가족의 삶까지 송두리째 흔들린다. 만성통증을 조기에 관리하고 치료하는 것이 무엇보다 중요한 이유다. 통증의학 전문의들은 만성통증을 잡기 위해서는 '시간'이 중요하다고 강조한다. 모래가 다 떨어지기 전에 뒤집어야 하는 모래시계처럼 통증 치료도 치료시기를 잘 잡아야한다는 것이다. 만성통증 치료의 골든타임은 통증 발병 후 3개월 이내로, 통증이 급성에서 만성으로 넘어가기 전에 치료를 해야 한다.

통증을 질병으로 인식하고, 급성에서 만성으로 넘어가는 시기인

3개월 안에 조기 치료를 하면 얼마든지 극복할 수 있다. 하지만 많은 환자들이 이 시기를 놓쳐 고통을 받는다. 어떻게 하면 만성통증인지 알 수 있을까, 전문의들이 정리한 자가 진단법은 다음과 같다. 아래와 같은 증상이 계속된다면, 만성통증을 의심하고 꼭 정밀검사를 받아보는 것이 좋다.

> **만성통증 자가 진단법**
> 1 상처가 아물었는 데도 통증이 계속된다.
> 2 지속적인 통증이 3개월 이상 계속된다.
> 3 통증과 함께 피로감, 수면 장애가 있다.
> 4 통증 부위와 그 주변에 부종이 생긴다.

서울에서 개인 사업을 하고 있는 진용건 씨는 2년 전 목 디스크로 고생이 심했다. 진용건 씨는 일 때문에 운전을 하는 시간이 많았다. 오랜 시간 앉아 있는 데다 자세도 바르지 않아 목에 계속 무리가 갔다. 결국 목뼈 5번과 6번 사이에 있는 디스크가 탈출되면서 신경을 누르기 시작했다. 통증은 목에만 국한되지 않았고 갑자기 오른쪽 어깨와 손가락까지 저렸다.

몸의 이상신호를 제대로 느낀 진용건 씨는 곧바로 병원을 예약하고 진료를 받았다. 진찰을 받은 진용건 씨는 디스크 내에 특수한 바늘을 삽입해 고주파로 디스크를 줄여주는 수핵 성형술을 받았다. 간단한 시술로 짓눌렸던 목 신경은 되살아났고 통증은 사라졌다.

더 이상 손도 저리지 않았고 고개를 젖히는 일도 쉬워졌다. 진용건 씨가 고통에서 빨리 벗어날 수 있었던 이유는 통증을 조기에 감지하고 치료를 서둘렀기 때문이다.

통증을 줄여주는 치료를 조기에 하면 효과가 크지만 현실적으로 모든 환자가 조기에 치료를 받지는 못한다.

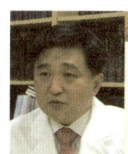

Doctor Says

통증도 고혈압처럼 조절하며 살아야 한다

고혈압이나 당뇨 같은 질환을 가지고 있는 환자들은 더 나빠지지 않고 아주 위험한 합병증 등에 걸리지 않기 위해 노력을 한다. 통증도 이렇듯 조절을 잘해야 한다. 특히, 만성통증은 초기에 적절하게 대응하지 못하면 나중에는 돌아올 수 없는 강을 건널 수도 있다. 아무리 치료를 받아도 원상태로 돌아갈 수 없는 상황이 될 수도 있는 것이다.

_김용철 교수(서울대병원 마취통증의학과)

그러나 삶의 질을 생각한다면, 늦었다고 생각하지 말고 어느 시기에라도 적절한 통증 치료를 받아야 한다. 설사 통증을 일으키는 원인 질환을 치료하지 못하더라도, 통증을 조절하는 치료만으로도 환자의 삶의 질은 상당히 높아질 수 있다. 또한 통증이 만성으로 넘어갔다 하더라도 적극적인 치료와 걷기, 수영, 스트레칭 등 몸의 근력을 키우는 운동 요법을 꾸준히 병행한다면 극심한 고통에서 조금씩 벗어날 수 있다.

통증의 제왕,
통풍

통풍은 말 그대로 '바람이 스치기만 해도 아플 정도'로 통증이 극심한 질환으로 관절 자체가 나빠서 생기는 게 아니라 혈중 요산 농도가 짙어져 생기는 병이다. 초기에 약물로 요산 관리만 잘해도 큰 이상을 불러오지는 않는다. 하지만 스트레스와 음주가 일상이 된 현대인에게 통풍은 새로운 만성질환으로 떠오르고 있다.

통풍은 몸 구석구석에 침범해 관절을 심하게 변형시킨다. 적절한 치료 없이 방치했다가는 극심한 고통이 찾아온다. 게다가 대부분의 통풍 환자는 2가지 이상의 다른 질환을 동반하고 있을 정도로 합병증의 위험도 높다. 현대인의 만성질환인 통풍을 제대로 알고 조기에 치료하자.

폭발적인 통증과 함께 관절이 붓고 열이 난다

국민건강보험공단에 따르면 통풍 환자 수는 2009년 20만 1천여 명에서 2013년 29만 3천여 명 가까이 증가했다고 한다. 5년 동안 연평균 9.7%씩 증가했을 만큼 통풍은 결코 무시해서는 안 되는 만성질환 중 하나다. 연령별로 보면 70세 이상에서 가장 많이 발생하고 60대, 50대, 40대 순이었다.

일반적인 통풍의 확진은 편광 현미경 검사, 혈액 검사와 엑스레이 검사 등으로 한다. 혈액 검사에서 요산 수치가 7이 넘으면 통풍을 의심하고, 만약 9 이상이면 통풍을 확신한다. 이밖에도 전형적인 통풍의 임상양상이 있으면서 요산 수치가 높고, 초음파 검사나 엑

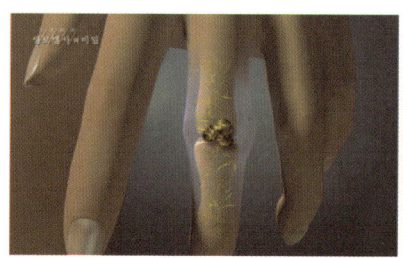

관절 주위에 달라붙은 요산 결정

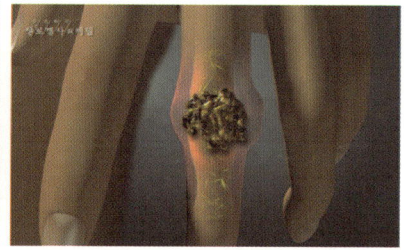

백혈구가 방출한 화학물질로 인한 염증

스레이 혹은 전신 골 스캔 상에서 통풍에 합당한 임상양상이 나타날 때 통풍을 확진하게 된다.

통풍을 일으키는 원인은 요산이다. 우리 몸에 요산 양이 많아지면 요산은 뭉쳐서 결정을 이룬다. 만들어진 요산 결정은 주로 관절 주위의 조직에 달라붙는데 과음을 하게 되면 체내의 요산 결정이 많아지게 된다. 이때 백혈구는 요산 결정을 이물질로 인식하고 이를 제거하려고 한다. 면역계의 백혈구는 요산 결정을 잡아먹으면서 단백 분해 효소와 같은 염증을 유발하는 화학물질을 방출하게 되는데, 이로 인해 관절염과 통증 등 다양한 통풍의 증상이 나타나게 된다. 그렇다면 통풍 환자들이 주로 호소하는 증상은 무엇일까?

김종오(73세) 씨는 지난 밤 갑자기 찾아온 발가락 통증으로 급히 병원을 찾았다. 통증이 시작되면 꼼짝도 못하고 밥도 먹지 못했다. 으슬으슬 한기가 느껴지기도 했다. 통풍이 의심되는 상황이지만 정확한 진단을 위해 통증 부위의 관절액 검사를 실시했다. 현미경으로 관찰한 관절액에서 바늘처럼 뾰족하게 생긴 요산 결정이 발견됐다. 통풍 확진이었다.

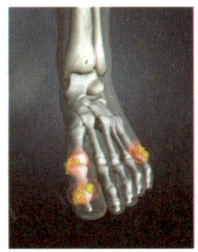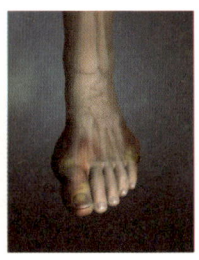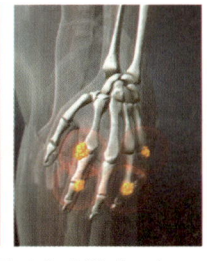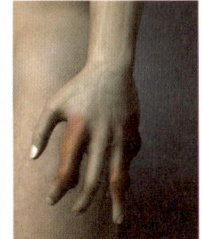

통풍으로 붓고 변형된 손과 발의 모습

통풍은 병이 진행되며 점차 전신으로 퍼지게 되는데 통풍 초기에는 90% 이상이 엄지발가락 관절, 발꿈치 주변 등에 통증이 나타난다. 통풍하면 흔히 아픈 증상만을 떠올리지만 관절이 붓고 열이 나면서 붉어지는 것도 특징이다. 이후 요산 결정은 상대적으로 체온이 낮은 곳으로 이동하면서 아킬레스건 주위와 복사뼈, 손가락 관절 부위에도 모여든다. 피부 밖으로 울퉁불퉁 돌출되기도 하고 때론 뼈를 손상시키기도 한다. 요산 결정이 계속 관절에 쌓이면 터져 나오기도 하는데 상태가 계속되면 변형이 심해지면서 증상도 더욱 심각해진다. 어느 날 갑자기 순간적으로 그리고 폭발적으로 붓고 열이 나면서 통증이 나타난다면 통풍을 의심해보아야 한다.

통풍으로 인한 손상은 돌이킬 수 없다

10년 넘게 극심한 통풍의 고통에 시달려 온 김인수(73세) 씨는 집안일은커녕 걷지도 못하고 꼼짝없이 앉아서 지내는 신세다. 통풍이 얼마나 고통스러운 병인지는 김인수 씨의 손과 발만 봐도 알 수 있다. 통풍으로 인해 손상된 뼈는 살아나지 않는데, 김인수씨의 통풍은 심각하게 진행되어 뼈 손상으로 이어지고 말았다. 마치 짓이겨놓고 물어뜯어 놓

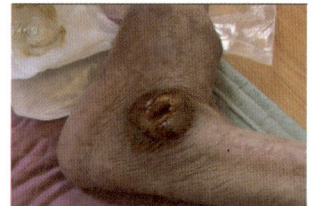

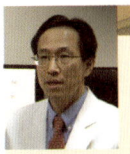

Doctor Says

통풍으로 인한 손상은 돌이킬 수 없다

통풍 결절은 뼈에 침착되어 연골뿐만 아니라 뼈까지 파고들어 간다. 나중에는 장애가 생길 수도 있고 불구가 될 수도 있다. 뼈가 손상된 다음에는 열심히 치료해도 잘 돌아오지 않기 때문에 평소에 꾸준히 치료를 해야 한다.

_전재범 교수(한양대의료원 류마티스내과)

은 듯한 통풍의 흔적은 처참하기만 하다. 오랜 기간 요산 결정이 쌓여 발생한 통풍 결절이 왼발 복숭아뼈에 작은 구멍을 내기에 이른 것이다. 결국 왼발은 심각한 변형으로 제 기능을 상실하고 말았다. 몸이 이렇게 망가지도록 김인수 씨는 왜 통풍을 방치했던 것일까? 수년 전 병원을 찾았을 때 이미 김인수 씨는 통풍으로 인해 심각한 상태에 놓여 있었다. 스스로도 아파서 울면서도 병원에 안 갈 정도로 미련했다고 이야기하는 김인수 씨는 병원에서조차 "늦었다. 조금만 더 일찍 오지 그랬냐?"는 말을 들어야했다.

돌이켜보면 모든 것은 김인수 씨가 평생 마셔온 술로부터 시작됐다. 통풍을 앓기 전 김인수 씨는 하루 2병씩 소주를 마셨다. 농사일에 지칠 때면 소주를 마시고 일을 계속했다. 술로 살아온 세월이었다. 하지만 술은 김인수 씨의 건강을 앗아갔다. 술이 통풍을 불러온 것이다. 통풍으로 인한 통증과 몸의 변화가 돌이킬 수 없을 정도로 진행된 김인수 씨는 지난 세월이 그저 안타깝기만 하다.

통풍의 주범, 술을 경계하라

술은 체내에서 분해될 때 요산을 많이 만들고 소변으로 빠져 나가는 요산을 다시 끌어다 피 속에 넣는 역할을 한다. 과음을 하게 되면 소변으로 빠져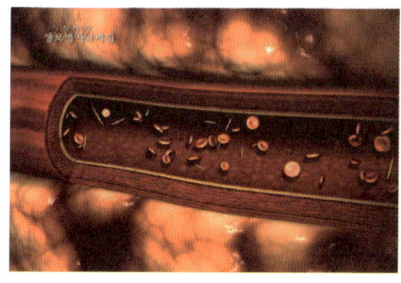
나가야 될 요산이 더 많이 피 속으로 되돌아가기 때문에 통풍 발생 확률은 그만큼 높아진다. 술의 종류를 놓고 보면 맥주가 제일 위험하지만 소주, 고량주, 막걸리 그리고 와인도 요산을 증가시키고 통풍을 악화시키는 것으로 알려져 있다. 어떤 종류의 술이든 마시는 용량에 비례해 통풍의 발생 위험이 올라가게 되므로, 위험인자를 가진 이들은 반드시 술을 피해야 한다. 술과 안주를 과도하게 먹고 통풍이 만성에 이르면 우리의 몸은 어떻게 될까?

주부들에게 인기를 얻고 있는 트로트 가수 송해성 씨. 축구로 꾸준히 건강관리를 해오고 있지만 격렬한 운동 뒤에는 어김없이 술자리가 이어진다. 땀을 많이 흘린 후에는 더 술맛이 당기고 운동보다는 술자리가 으레 더 흥을 돋운다. 이러한 생활이 반복되던 1년 전 송해성 씨는 축구화를 신던 중 통증을 느끼기 시작했다. 갑자기 엄지발가락에서 통증이 시작돼 신발을 신을 수 없을 지경이 됐다.

한편 건축사 오형남(55세) 씨는 발가락 통증을 대수롭지 않게 여겼지만 요즘 통풍을 의심하고 있다. 평소 25분이면 갈 수 있는 거리를 1시간 20분이나 걸려서 도착한 적도 있었고, 발이 아파 브레이크와 엑셀을 제대로 밟을 수 없었다. 스스로도 통풍이 찾아왔다고 짐작은 하지만 동료들과의 술자리는 쉽게 포기할 수가 없다. 안주를 먹을 때 통풍에 좋지 않다는 육류를 피하려고 노력하는 정도다. 이 두 사람의 건강은 괜찮은 것일까?

제작진은 송해성 씨와 오형남 씨와 함께 병원을 찾았다. 과도한 음주가 통풍과 어떤 연관이 있는지 혈액 검사를 비롯해 영상 검사와 특수한 CT 검사까지 실시했다. 검사 결과, 오형남 씨는 요산 수치가 높았고 통풍 결절이 심했으며 관절 곳곳에서도 변형이 발견됐다. 통풍이 대사질환까지 부르고 있어 통풍 치료가 시급한 상태였다. 송해성 씨는 특수한 CT를 찍어서 통풍 결절이 있음을 확진했다. 발가락 주위를 감싸고 있는 요산은 한눈에 확인될 정도였고, 높은 혈중 요산 수치는 이미 경고를 보내고 있었다. 의료진은 두 사람에게 술부터 끊어야 한다고 강조했다.

미국의 학회지를 통해서도 알코올의 섭취가 이미 오래전부터 반복적으로 통풍을 일으키는 원인으로 지목되어 왔다는 것을 확인할 수 있다. 통풍의 발병 원인인 요산은 푸린이란 물질에서 생성되는데 푸린은 대부분의 음식에 포함되어 있다. 특히 기름진 음식과 술에 다량 함유되어 우리 몸속의 요산 수치를 올린다. 동물성 단백질인 참치, 고등어, 꽁치와 같은 등푸른 생선에는 푸린이 많이 포함되어 있다. 또 닭고기의 껍질, 소와 돼지의 내장, 붉은색 살코기, 밀가루 등의 음식도 통풍의 원인으로 꼽힌다. 게다가 바쁜 일상과 잦은 술자리 역시 통풍 환자 수를 증가시키는 원인이다.

가족력과 이뇨제 남용도 통풍의 주요 원인

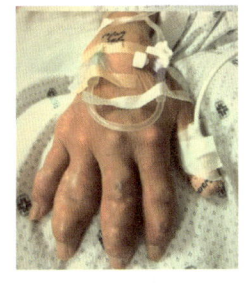

50대 중반인 김애선(56세) 씨는 여성 통풍 환자다. 대체로 여성의 통풍 발병률은 남성보다는 낮지만 여성 통풍 환자가 아예 없는 것은 아니다. 김애선 씨는 손가락 곳곳이 변형되었고 발가락에서도 고통이 시작되었다. 검사 결과 김애선 씨의 요산 수치는 11 정도로, 6 정도의 보통 여성에 비해 2배 정도 높았다. 통풍 결절로 인한 급성 통풍 증상이 자주 나타나자, 김애선 씨는 입원을 해 원인을 찾아보기로 했다.

통풍 원인은 뜻밖에도 가족력이었다. 과거 어머니가 병원에 입원해 있던 때, 김애선 씨는 우연히 어머니의 손가락에 하얗게 올라온 것들을 만져보았다. 어머니는 그 자리에서 상당한 통증을 호소했었다. 이제 자신의 몸에서도 같은 증상을 확인할 수 있는 김애선 씨는 가족력이 원인이라는 사실에 동의할 수밖에 없었다. 체내 요산 농도는 보통 태어날 때 유전자 조합에 의해 결정된다. 요산의 농도를 결정하는 유전자가 요산 농도를 높여 놓으면 통풍이 자연적으로 발생하게 되는 것이다.

한편 박미영(40세) 씨는 20대 때부터 통풍이 시작돼 최근에는 신장 투석까지 받고 있다. 현재 남아 있는 신장의 기능은 5%도 되지 않는다. 박미영 씨가 20대 이른 나이에 통풍을 앓게 된 것은 다름 아닌 부기를 빼고 싶어 먹기 시작한 이뇨제 때문이었다. 여성들은 다이어트 목적으로 이뇨제를 복용하기도 하고, 식품이나 허용되지 않은 약재를 통해 이뇨제 성분을 과량 복용하기도 한다. 그러나 필요 이상으로 이뇨제를 복용하면 체내 요산 수치가 올라가게 되고, 만약 요산 결정이 신장 내에 쌓이게 되면 신장에서 염증반응이 일어나게 된다. 신장 기능에 이상이 생기게 되는 것이다. 점차 만성적으로 신장에 병변이 생기게 되면, 나중에는 투석이나 이식을 해야 하는 말기신부전증에까지 이를 수 있다.

통풍의 위험한 동반자, 대사증후군

최동열(53세) 씨는 지난 20여 년간 통풍을 앓아왔다. 통증은 무릎과 발가락에서 나타났다. 특히 무릎은 굽히기 어려울 정도로 통증이 심해 염증치료가 시급했다. 이 모든 원인은 만성화된 통풍 때문이었다. 그러나 더 큰 문제는 통풍과 동반해 있던 대사증후군이었다. 통풍 환자는 대사증후군이라고 하는 고혈압, 고지혈증, 당뇨, 복부비만을 같이 앓고 있는 경우가 많다. 최동열 씨는 고혈압, 고지혈증, 당뇨가 있었고 치료하는 과정 중에 심근경색이 발병해 곧바로 혈관을 넓히는 스탠트 삽입술을 받았다.

통풍과 대사증후군이 동반되는 원인은 요산 때문에 생기는 화학 반응에서 찾을 수 있다. 백혈구는 요산 결정을 제거하면서 다량의 화학물질을 내뿜는데 이 화학물질은 혈액을 통해 간으로 흘러들어가게 된다. 간은 혈액 내에 지방을 조절하는 물질을 만드는데, 백혈구가 내놓은 화학물질이 이를 억제하면서 혈액 내의 지방량이 늘어나 고지혈증이 생길 가능성이 높아지는 것이다.

또한 요산은 소변으로 배출되기 위해 신장에 가장 많이 모이는데, 이 과정에서 신장이 혈압을 조절하는 물질을 만드는 것을 억제해 고혈압이 생길 가능성을 높인다.

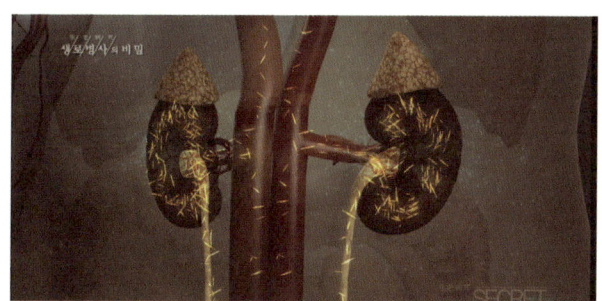

신장에 모여 있는 요산 결정 모습

대한류마티스학회지에 따르면, 미국 뉴욕의 보훈병원에서 통풍 환자들을 대상으로 연구한 결과 환자 대부분이 통풍 이외의 두 가지 이상의 다른 질환을 앓고 있다고 한다. 3가지 질병을 동반한 통풍 환자는 24.0%, 4가지 질병을 동반한 통풍 환자는 12.2%, 5가지 질병을 동반한 통풍 환자는 19.5%였으며 7가지 이상의 질병을 동

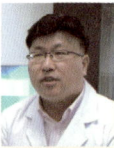

Doctor Says

혈압이나 당뇨처럼, 통풍도 약을 복용하는 것이 최선

"혈압약, 당뇨약을 먹는 이유는 조절이 안 됐을 때 찾아오는 합병증이 무섭기 때문이다. 통풍도 마찬가지다. 약을 규칙적으로 먹으면서 요산 수치를 잘 조절하면, 통풍 환자도 합병증 없이 일상생활을 할 수 있다."

_김성수 교수(강릉아산병원 류마티스내과)

반한 환자들도 12%나 되었다. 동반된 질환은 주로 대사증후군에 속하는 질환이었고 그 중에서도 고혈압이 88.7%로 가장 많았다. 이어서 고지혈증 62.6%, 만성 신장병 47.1% 등이었다. 당뇨병도 28.9%나 됐다.

최근에는 통풍 그 자체가 심장마비와 심근경색을 쉽게 발병시킨다는 연구보고도 나오고 있다. 통풍으로 인해 혈액에 요산이 많이 떠다니게 되면 혈관 건강이 안 좋아지게 되어 혈관 질환 발병이 높아질 수밖에 없기 때문이다.

'통증의 제왕'이란 별명이 따라다닐 정도로 통풍의 고통은 상상을 초월한다. 또한 관절로 시작해서 내부 장기의 무서운 합병증으로 끝이 나는 경우도 있다. 하지만 이런 통증도 미리 다스리면 큰 질환으로 발전하지 않는다. 그냥 넘기기 쉬운 항목인 요산 수치를 눈여겨 보고 각종 질환에 노출되기 시작하는 40대부터는 살림살이의 가계부를 쓰듯이 건강검진 결과를 토대로 '위험수치'를 낮추는 노력을 해야 한다.

금주는 기본! 꾸준한 약물치료와 식습관 개선이 관건이다

통풍을 다스리는 가장 효과적인 관리 방법은 무엇일까? 강원도 강릉시에서 일찌감치 출항 준비를 시작하는 최성재(53세) 씨를 만났다. 바다 일을 시작한 지 20여 년이 된 최성재 씨의 철칙은 몸을 조절해가면서 일을 하는 것이다. 특히 15년 전 통풍 진단을 받은 후부터는 몸을 추스르기 위해 조심 또 조심이다.

통풍 진단을 받기 전, 출항해 갓 잡은 고기로 상이 차려지는 아침 식사 시간마다 최성재 씨는 습관처럼 술을 마셨다. 통증이 발병된 줄 모르고 진통제로 통증만 해소해왔던 치료방식 때문에 통풍은 더욱 악화되었다. 처음 병원을 찾았을 때 두 다리에는 극심한 통증이 찾아왔고, 요산 수치는 8.4로 높았으며 발가락과 무릎에 염증마저 있었다. 초기 치료는 염증 감소를 위한 약을 먹고, 요산 수치를 낮추는 약물을 투여하는 것으로 시작됐다. 그렇게 꾸준히 적절한 치료와 관리를 해 온 최성재 씨의 현재 요산 수치는 3.6까지 떨어졌고 병세도 눈에 띄게 호전됐다.

양말을 신기는커녕 실오라기 하나만 지나가도 엄청난 고통을 느꼈다는 고봉준(45세) 씨도 통풍 진단 후 본격적인 관리를 시작했다. 하지만 전형적인 40대 직장인으로 관리가 쉽지 않았다. 회식이 일주일에 3번 정도 규칙적으로 있어 음주가 항상 따라다녔고, 중심 비만 체형에 고혈압과 고지혈증이 있는 것도 문제였다. 하지만 꾸준한 치료와 관리 덕에 통풍의 고통에서 벗어날 수 있었다. 무엇보다 상황에 맞춘 약물치료가 큰 도움이 됐다.

전문가들은 통풍 환자들에게 최대한 약을 규칙적으로 먹는 것이 중요하다고 강조한다. 어쩔 수 없이 음주나 먹을거리로 인해 통풍의 위험에 노출되더라도 약을 규칙적으로 먹으면 위험성을 낮출 수 있다. 외부에서 푸린이 많은 음식, 술과 안주가 몸속으로 들어오더라도 기본적으로 요산이 잘 조절되면 심한 염증은 일어나지 않기 때문이다.

통풍 환자가 한번에 먹어야 하는 알약의 수는 4~5개로, 약을 먹는 부담감 때문에 통증이 잦아들면 약을 규칙적으로 먹지 않거나 아예 끊는 환자들이 있다. 요산 수치가 17로 상당히 높았던 안진영(38세) 씨도 그랬다. 약물치료로 요산 수치가 곧 정상으로 돌아오고 통증이 사라지자 점점 약을 먹는 일이 귀찮아졌다. 결국 다시 극심한 통풍의 통증이 찾아온 후에야 제대로 통풍 관리를 시작했다. 이제 평소 좋아했던 야구도 다시 즐길 수 있을 정도로 몸을 회복시킨 안진영 씨가 자랑하는 통풍 관리법은 간단하다. 다소 많은 양의 약이지만, 꾸준히 먹으려 노력하고 식사 조절과 운동을 병행하는 것이다. 안진영 씨는 가능한 모든 음식을 골고루 먹되, 육류와 같은 푸린 성분이 높은 음식은 적당량으로 줄인 채식 위주의 식단을 지키려 노력한다. 의료진은 약을 규칙적으로 먹어야 하는 상황이라면, 과식을 하지 않는 선에서 삼시 세끼를 골고루 챙겨 먹을 것을 권한다.

복부비만이 있는 경우, 비만 세포에서 분비되는 여러 가지 염증유발 물질과 내 몸을 공격하는 여러 호르몬들의 영향으로 대사증후군이 더 잘 유발된다. 효과적인 통풍치료를 위해서는 적합한 약물치료와 함께 식습관 개선이 병행되어야 한다.

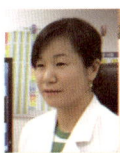

Doctor Says

치명적이지만 명쾌한 질환, 통풍

" 통풍은 류마티스 질환 중에서 비교적 단순하고 쉬운 해법을 갖고 있는 질환이다. 관절 1~2곳에 염증이 있는 초기에 그 불난 부위를 정확하게 찾아서 물 한 바가지만 부어주면 된다. 전신 염증으로 확산되기 전에 진단하고 그 부위의 염증을 치료하면 굉장히 쉽고 빠르게 해결할 수 있다.

_김현숙 교수(순천향대서울병원 류마티스내과)

통풍 관리를 위한 식습관 개선을 위해서는 1차로 술과 육류 섭취를 줄이고 채소 위주로 식사를 바꿔야 한다. 고기류, 등푸른 생선뿐만 아니라 과당이 들어간 음료 등도 피해야 한다. 최근에는 음료수나 음식을 달게 하는 과당도 요산을 올리는 주범으로 지목되고 있다. 과당을 많이 섭취할 경우, 뚱뚱해지고 요산 수치가 올라간다. 이

통풍에 나쁜 음식	
붉은 고기류	어패류
내장류	시금치
등푸른 생선	밀가루류
오징어	과당이 들어간 음료류

통풍 예방에 좋은 음식	
감자	브로콜리
토마토	두부
무	무지방 및 저지방 우유
배추	체리

렇게 혈액 내의 요산 수치가 올라가게 되면 요산이 직접 혈관 벽을 공격할 수 있기 때문에 고혈압이나 동맥경화증의 위험도가 높아진다. '통증의 왕'이라고 불릴 만큼 치명적인 질환인 통풍이지만 금주, 규칙적인 약물치료와 함께 통풍 예방에 도움이 되는 브로콜리, 토마토, 무 등의 음식들로 식습관을 바꾸려 노력한다면 일상의 행복을 되찾는 일은 결코 불가능한 것이 아니다.

척수강 내 약물주입기 펌프 삽입술

척수강 내 약물주입기 펌프 삽입술은 통증 치료의 종착역이라고 불리는 최종 단계의 치료법이다. 난치성 신경병증 통증환자 또는 폐암 말기 환자와 같이 통증 조절이 어려운 환자들에게 주로 행해진다. 암이 전신으로 퍼지거나 중추신경인 뇌와 척수까지 손상되면 아무리 강한 마약성 진통제를 써도 통증이 줄어들지 않기 때문이다.

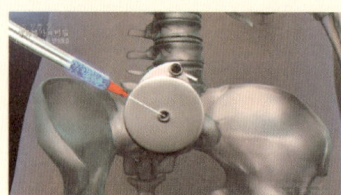 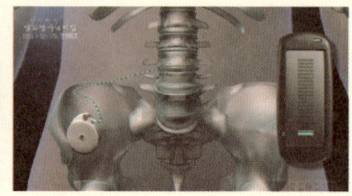

척수강 내 약물주입기 펌프 삽입술은 운동, 감각신경이 모여 있는 척수강에 직접 약물을 넣어 소량의 진통제만으로 통증을 완화시킬 수 있도록 하는 수술이다. 동그란 펌프에 진통제를 넣고 배 아래쪽에 심은 뒤, 척수에 꽂아놓은 얇은 관과 연결하면 약물이 일정하게 들어가는 원리다. 감염의 위험도 훨씬 낮고 부작용도 줄어든 수술로, 2014년부터는 보험급여로 채택되어 환자의 치료비 부담이 줄었다.

PLUS PAGE

노인들의 통증개선 도우미
베하스 운동

　대전의 한 천주교 성당에서는 1주일에 2번, 한 시간씩 노인들을 대상으로 베하스(BeHaS)라는 운동 프로그램을 진행한다. 얼핏 맨손체조처럼 보이는 이 운동 프로그램은 탄생 원리와 실행 방법이 일반 맨손체조와는 차이가 있다. 성당에 모인 노인들은 "위장 튼튼! 간장 튼튼!"을 외치며 손으로 몸을 두드린다. 신체의 리듬을 깨우고 춤을 추듯 팔과 다리를 움직인다. "만나서 반갑습니다" 하며 서로의 등을 두드려주고 안아주기도 한다. 운동이 끝날 때쯤이면 껴안고 감사와 축복의 말을 전한다. 운동으로 지친 기색은 찾아볼 수 없다.

　베하스는 'Be happy and strong'을 줄인 말로, 건강하고 활기찬 생활을 위해 만들어진 운동법이다. 베하스 운동을 기획한 김종임 충남대 간호학과 교수는 유병률이 높은 만성통증을 치료하기 위해 베하스 운동 프로그램을 만들게 됐다고 한다. 만성통증을 호소하는 환자

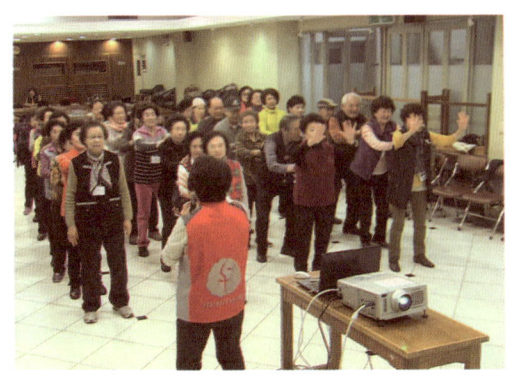

들은 굉장히 많은데 비해 이들을 위한 적합한 운동 프로그램이 없는 것이 늘 아쉬웠다.

사실 만성통증이 있는 사람들에게 제일 좋은 운동은 물에서 하는 운동이지만 현실적으로 만성통증 환자들이 수중 운동을 하는 데는 제약이 많다. 수영장이 가깝지 않고 물에 들어가는 것을 꺼리는 이들도 상당수다. 베하스 운동 프로그램은 가볍게 평상복을 입고 아무 데서나 할 수 있다. 그렇다면 베하스 운동 프로그램은 실제 노인들의 만성통증을 호전시켰을까?

"지금까지 나이 70이 넘도록 남을 위해서 살았잖아요. 남편과 자식, 손자까지 다 키우고 나를 뒤돌아보지 못했어요. 그런데 나에게 칭찬을 하고 나의 자존감을 높이는 말을 하면서 운동을 하니까 좋아요"

베하스 운동 참가자, 김희호(74)

"운동하면 대게 과격하다는 이미지가 있죠. 그런데 이건 해보니까 아주 부드러워요. 몸 전체가 골고루 훈훈해지는 그런 느낌을 받아서 아주 좋다고 생각합니다."

베하스 운동 참가자, 전형세(82)

기본간호학회지에 발표된 논문에 따르면, 실제 근골격계 질환을 앓고 있는 노인을 대상으로 베하스 운동 프로그램을 12주 동안 진행한 결과 통증을 호소하는 정도가 줄어들었다고 한다. 노인들은 베하스 운동 프로그램 덕분에 우울증이 개선되는 효과도 봤다. 참가자들은 운동을 하면서 떨어진 체력을 키우고 치료에 자신감을 얻으며 우울증까지 치료됐다고 말한다.

베하스 운동은 자존감을 높이는 데도 큰 효과가 있다. 노인들은 운동 프로그램 중에 양손을 가슴에 대고 "나는 내가 참 좋다, 나는 내가 진짜 좋다"고 외친다. 운동에 참가한 노인들은 이 과정을 통해 비로소 자신을 돌아보고 사랑하게 됐다고 이야기한다. 게다가 일상생활에서 유연성도 높아지고 관절염이 좋아졌다는 노인들이 많았다. 운동을 통해 밝아지고 여유가 생겨 마음을 행복하게 돌보기 시작하자 통증이 줄어든 것이다. 행복해지려 노력하는 사이 통증은 사라진다.

PART
6

낙상은 의학적으로 몸의 위치보다 낮은 곳으로 넘어져서 다치는 것을 말한다. 체력과 면역력이 떨어진 노년기의 낙상은 골절로 이어지기 쉽고 심각한 합병증으로 이어지기도 한다. 통증을 넘어 생명까지도 위험할 수 있는 낙상은 치료보다 예방에 힘써야 하며, 그 중요성은 아무리 강조해도 결코 지나치지 않다.

낙상

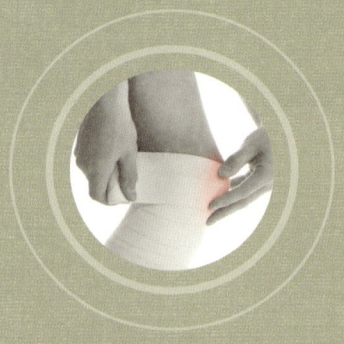

일상을 앗아가는
통증질환

낙상 골절의 위험성,
아무리 강조해도 지나치지 않다

한파가 몰려오는 겨울철이 되면 응급실은 빙판길 낙상사고 환자들로 바빠지기 시작한다. 낙상은 저체온증, 동상과 함께 대표적인 겨울철 3대 질환으로 꼽힌다. 의학적으로 낙상은 몸의 위치보다 낮은 곳으로 넘어져 다치는 것을 말한다.

넘어지면서 허리를 바닥에 부딪쳤을 뿐인데 허리가 부러지거나, 가볍게 앞을 짚었는데 팔목이 부러지는 등 최근에는 크지 않은 사고에도 골절을 당하는 환자들이 늘어나고 있다. 한 병원의 통계를 보면, 응급실을 찾은 겨울철 노인 낙상 환자의 절반이 뼈가 부러진 골절 상태였다고 한다. 일반적으로 노인 골절은 심장질환의 2배, 뇌

졸중의 6배까지 많이 발생한다.

일반적으로 고령층일수록 넘어지면 뼈가 부러지는 골절로 이어질 확률이 높다. 하지만 고령층의 낙상은 골절을 넘어 치명적이고 위험한 결과를 불러오기도 한다. 통계에 따르면 낙상사고를 당한 노년층의 3분의 1이 1년 내에 사망한다. 낙상으로 인한 골절로 일상생활에 지장이 생기면 체력과 면역력이 떨어져 심각한 합병증이 쉽게 찾아오기 때문이다. 노년의 불청객인 낙상의 위험성과 낙상사고를 증가시키는 생활 속 요인을 알아본다.

70대 10명 중 6명은 낙상 위험군

우리나라 노인 3명 중 1명은 낙상을 경험한다고 한다. 낙상 이유로는 다리에 힘이 풀려 갑자기 주저앉는 것이 29.5%로 가장 많다. 그 외에도 바닥이 미끄러워서 넘어지는 것이 26.8% 정도를 차지한다. 그렇다면 일반적으로 노인들은 어느 정도 낙상 위험에 노출되어 있을까? 제작진은 70세 이상의 노인 10명을 대상으로 경희대학교 어르신 진료센터에서 원장원 교수팀과 함께 신체능력평가를 해보기로 했다.

신체능력평가는 흔히 SPPB(Short Physical Performance Battery)라고 하는 '단축형 신체활동 능력평가'를 활용한다. 보행력, 근력,

근육량을 확인하는 이 평가는 낙상을 예측하는 가장 좋은 인자로 알려져 있다. 전체 세 가지 검사로 이뤄지며 첫 번째는 보행속도를 확인한다. 두 번째로 의자에서 다섯 번 앉았다가 일어났을 때 걸리는 시간을 통해 하지근력을 측정한다. 마지막으로, 발을 붙이고 서 있는 것을 통해 균형감각을 알아본다. 세 가지 점수를 합산해 신체활동 능력을 평가한다. 12점 만점으로 점수가 높으면 높을수록 낙상 위험도가 낮다.

평가 결과, 70세 이상 10명의 노인은 평균 9.69의 점수를 받았다. 4명은 평균 이상이었고 6명은 평균 이하로 낙상의 고위험군(4~6점)에 해당되는 노인이 3명, 중등도 위험군(7~9점)에 해당되는 노인이 3명이었다. 노인 10명 중 6명은 낙상 위험군인 것이다.

낙상이 불러온 극심한 통증, 고관절 골절

응급실로 실려 온 박순복(75세) 씨는 버스를 타려다 옆으로 넘어졌다. 결과는 고관절 골절이었다. 움직이는 것은 물론이고, 숨 쉴 때마다 통증이 느껴져 호흡도 힘들었고 만지기만 해도 뼈가 으스러지는 것 같은 통증을 호소했다.

고관절이 골절되면 통증으로 인해 자세를 바꾸기도 쉽지 않지만, 한 자세로 너무 오래 있으면 물집이 잡히고 살이 괴사하는 욕창이

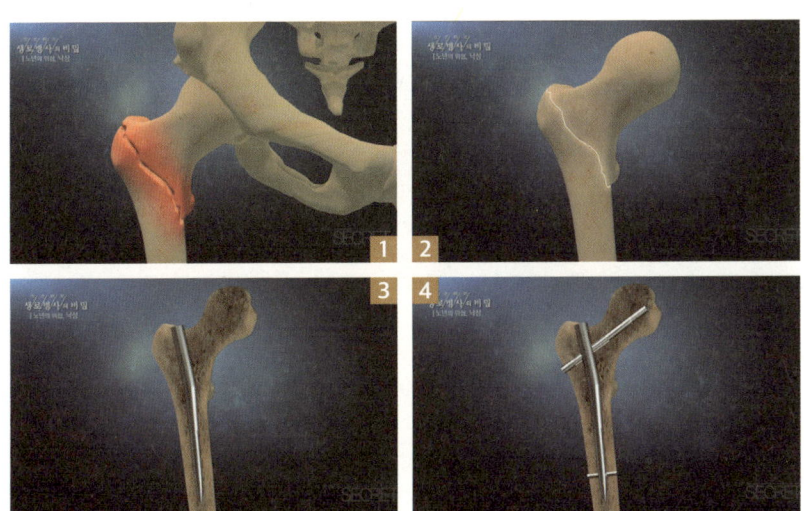

고관절 골절을 치료하는 내고정술 과정

생길 수도 있다. 뼈가 붙을 동안 움직이기 힘들다 보니 합병증의 위험도 따른다. 게다가 고관절 골절은 제때 적절한 치료가 이뤄지지 않으면 사망에 이르기도 한다.

의료진은 급히 수술을 진행했다. 보통 골절에 의한 고관절 수술은 골절 부위에 따라, 부러진 뼈를 붙여서 고정하는 내고정술과 인공관절 수술을 실시한다. 넘어지면서 오른쪽 허벅지뼈의 맨 위쪽 부분이 끊어진 박순복 씨는 인공관절 수술까지는 필요치 않아 내고정술을 받았다. 내고정술은 우선 부러진 뼈를 잘 맞춰서 고정한 뒤 허벅지 뼈에 지지대를 넣고 나사로 지지대를 고정하는 방식이다.

한편 응급실에서 입원실로 막 이동한 유달성(74세) 씨는 혼자 힘으로는 옆으로 돌아눕는 것조차 힘들다. 침상에 누워 조금만 움직여도 극심한 통증이 몰려온다. 원인은 낙상으로 인한 왼쪽 고관절

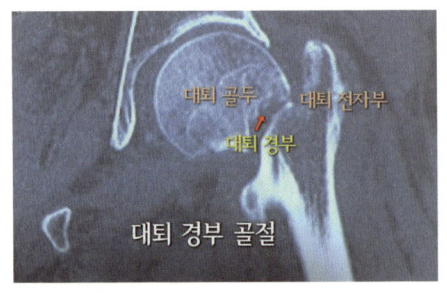

골절이다.

유달성 씨가 낙상 사고를 당한 곳은 지하철 입구 계단이었다. 빨리 걸으려다가 계단에서 넘어진 후 일어서지 못했다. 통증이 가시길 기다리며 3시간이나 그 자리에 주저앉아 있었지만 전혀 나아지지 않았다. 병원에 와서야 유달성 씨는 대퇴 경부가 부러진 고관절 골절이었음을 알았다.

대퇴 경부에는 많이 혈관들이 지나가는데, 유달성 씨의 경우 부러진 대퇴 경부가 밑으로 내려오면서 혈관이 모두 차단됐다. 이런 경우에는 수술로 골절된 부위를 붙여도, 혈관이 이미 차단됐기 때문에 혈액이 돌지 않아 조직이 썩는 무혈성괴사가 찾아온다. 고령층은 뼈가 약해 잘 붙지 않는 경우도 많기 때문에 의료진은 어쩔 수 없이 인공관절 수술을 진행했다.

인공관절 수술을 위해서는 먼저 부러진 뼈를 제거한다. 여기에 인

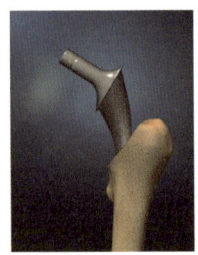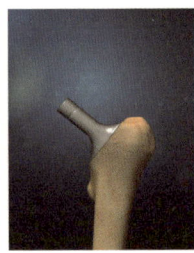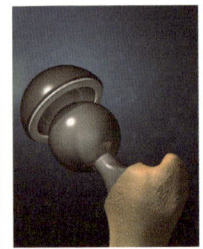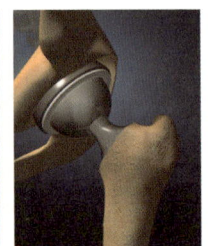

인공관절 수술 과정

공뼈를 삽입하고, 환자의 뼈 굵기에 맞는 인공관절을 연결해 원래의 위치에 끼워 맞추는 걸로 수술은 끝난다. 인공관절 수술의 경우, 환자는 수술 직후부터 걸을 수 있다.

한순간의 부주의로 발생하는 낙상은 그 결과가 치명적인 경우가 많다. 살짝 미끄러졌을 뿐인데 합병증으로 생명을 잃는 경우도 상당수다. 실제 낙상에 의한 고관절 골절 환자 4명 중 1명은 1년 안에 사망한다. 높은 사망률만이 문제가 아니다. 1~2년 내에 사망하는 환자 1/4을 제외한 나머지 고관절 골절 환자도 이전 생활로 돌아가지 못하는 경우가 상당수다. 고관절 골절 환자 1/4만이 다시 예전의 모습으로 돌아갈 수 있으며, 1/2 정도는 한 단계 낮은 형태의 보행을 하게 된다. 예를 들어서 정상적으로 잘 걷던 사람은 지팡이를 짚어야 되고, 지팡이가 필요했던 사람은 보행기같이 큰 보조기구를 써야 한다. 보행기를 이용해 걷던 사람은 걷지 못하고 휠체어를 타고 다녀야 하는 지경에 이른다. 그만큼 고관절 골절은 무서운 질환이다.

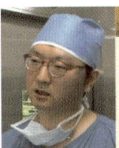

Doctor Says

낙상 골절 치료에서 가장 중요한 건 환자의 의지다

" 낙상 골절 치료는 악순환에 빠지기 쉽다. 아프면 계속 누워 있으려고 하고, 움직이지 않으면 근력이 떨어진다. 근육이 굳으면 또 다시 아파 누워 있으려고만 한다. 환자는 이 악순환의 고리를 끊어야 된다. 가장 중요한 건 환자의 의지다.

-조우람 교수(분당서울대병원 정형외과)

낙상 후 골절이 쉽게 찾아오는 이유, 골다공증

우리 몸의 뼈는 단단한 하나의 덩이로 보이지만 그 모양을 정밀히 관찰하면 뼈 안쪽은 스펀지처럼 조직이 엉겨 있는 것을 확인할 수 있다. 대신 바깥쪽은 딱딱한 조직으로 둘러싸여 외부의 하중으로부터 뼈를 보호한다. 나이가 들수록 뼈를 생성하는 균형이 깨지면서 뼈 안쪽 조직이 엉성해지는 골다공증이 생기게 된다. 물론 골다공증은 그 자체로 통증을 일으키진 않지만, 넘어졌을 때 골절을 일으킬 수 있는 무서운 질환이다.

김옥자(82세) 씨 역시 골다공증 때문에 낙상 후 골절을 경험했다. 고작 비오는 날 낙엽을 밟다 미끄러진 것이 다였다. 그러나 낙상은 척추 압박 골절로 이어졌다. 평소 허리도 굽지 않고, 도봉산을 수시로 다닐 만큼 체력이 좋았던 김옥자 씨는 억울함을 호소했다.

검사 결과 허리가 굽지 않은 것이 신기할 정도로 김옥자 씨의 척추 쪽 골다공증은 아주 심한 편이었다. 엑스레이로 봤을 때 척추뼈

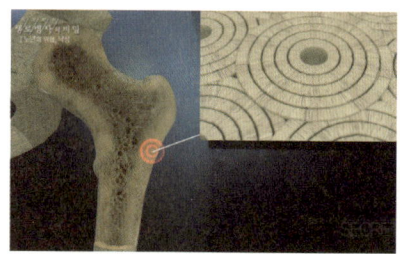

뼈 바깥쪽의 딱딱한 피질골

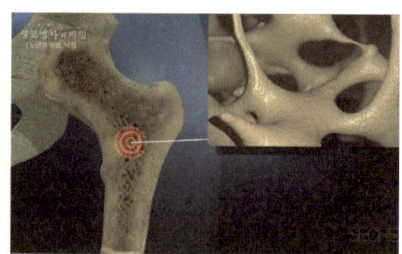

뼈 안쪽의 스펀지 같은 해면골

마디 하나하나는 사각형으로 보여야 정상이다. 하지만 골다공증이 있거나 다른 외상에 의해 골절이 되면 척추의 사각형 앞부분이 함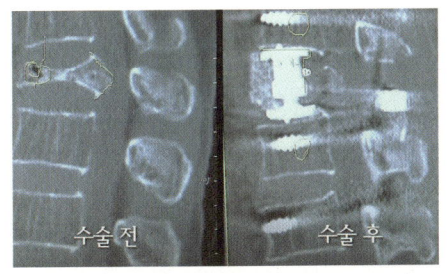
몰되면서 찌그러진 쐐기 모양으로 변한다. 찌그러진 척추뼈는 신경을 누르게 되고 참기 힘든 통증이 찾아온다. 골다공증 환자의 90% 이상이 골절이 생긴 후에야 본인이 골다공증인 것을 안다. 일반적으로 엉덩방아를 찧어서 골절이 생겼다면 골다공증이 있었던 것으로 봐야 한다.

　골다공증으로 인한 골절 대부분이 뼈가 약해지는 주요 부위에서 발생한다. 가장 먼저 신호를 보내오는 곳은 손목으로 50~60대 여성들에게 흔히 발생한다. 다음으로 주저앉듯 낙상했을 때, 척추 압박 골절을 자주 경험한다. 세 번째로는 옆으로 넘어졌을 때 고관절 골절이 나타난다. 고관절 골절은 앞서 설명했듯 골절 부위 중 사망률이 가장 높은 부위로 노인들에게는 치명적이다.

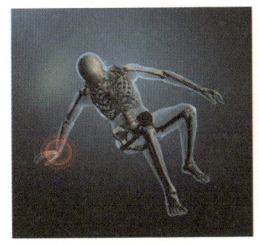
손목 골절

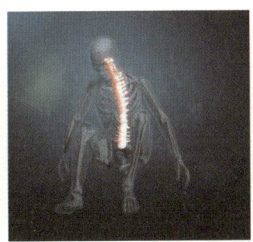
척추 골절

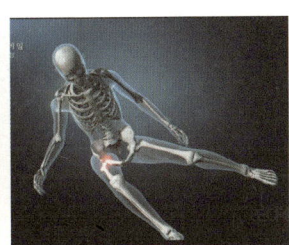
고관절 골절

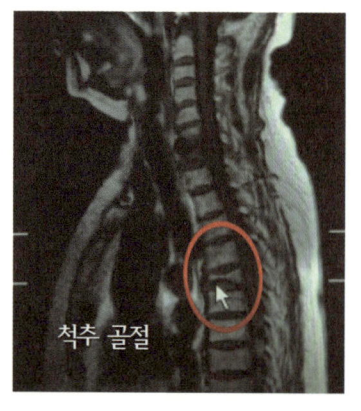

척추 골절

장경진(75세) 씨는 지난 여름 낙상 사고 이후 늘 통증을 달고 산다. 침대에서 돌아눕다 떨어진 후 척추, 갈비뼈, 손목 등 무려 11곳이 부러졌다. 50cm 남짓한 높이에서 떨어졌을 뿐인데 그 결과는 너무 치명적이었다. 그런데 장경진 씨의 낙상 골절은 이번이 처음이 아니었다. 서서 바지를 입다 바짓가랑이에 다리가 끼어 넘어졌을 때는 왼쪽 손목이 부러졌었다. 장경진 씨는 손목 골절이 자신의 뼈 상태를 알려주는 첫 번째 신호였다고 이야기한다. 골밀도 검사 결과 장경진 씨의 뼈는 골다공증 상태였다.

골다공증성 골절은 남성보다 여성에게서 발병률이 13배나 높고 50대 이상의 고관절 골절 발생률은 여성이 남성보다 2배 이상 높다. 또 여성의 경우 50대 이후에 골다골증은 많이 겪는다는 보고도 있다. 왜 여성이 골다공증에 더 취약한 것일까? 여성은 50세를 전후로 폐경을 맞는다. 이렇게 갑자기 폐경을 겪게 되면 여성호르몬이 나오지 않게 되고 그로 인해서 뼈를 녹이는 파골세포가 상대적으로 많아지게 된다. 평소에 1~2% 정도의 뼈 소실이 있었다면 폐경 직후에는 3~4% 정도의 급격한 뼈 소실이 나타난다. 이런 골밀도

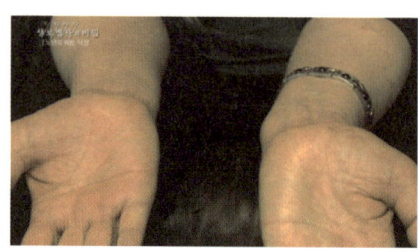

왼쪽 손목 골절

의 급격한 감소가 여성들의 골절 위험을 높이게 되는 것이다.

남자의 경우, 골다공증 검사 자체를 안 해본 사람이 많기 때문에 통계에서 누락된 부분도 있지만 남성 또한 뼈가 부러져서야 골다공증의 발병을 알게 되는 경우가 상당수이다. 결국 남녀 모두 골다공증을 적극적으로 예방하고 치료하면서 2차 골절을 막는 데 집중해야 한다.

PLUS PAGE

치매로 인해 증가하는 낙상의 위험

나이가 들면 허리가 굽으면서 힘의 중심이 뒤쪽으로 움직인다. 거기다 근력이 약해지면서 쉽게 균형을 잃고 엉덩방아를 찧게 된다. 치매 역시 보행에 영향을 주는 원인 중 하나로, 치매와 낙상의 위험은 밀접한 관계가 있다.

초기 치매 환자인 최은동(86세) 씨는 최근 들어 몇 차례 낙상을 경험했다. 그 후로 밖을 나설 때는 늘 아내가 함께 한다. 가족들에겐 치매도 걱정이지만, 당장 낙상이 더 큰 걱정이다. 가족들의 걱정에 최은동 씨는 두 달 전부터 지팡이를 들고 다니기 시작했다. 한 손에는 지팡이를, 또 한 손은 아내의 손을 잡은 채 걷는 것이 최은동 씨의 일상이 됐다.

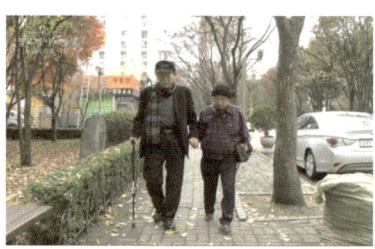

치매와 낙상에는 어떤 상관관계가 있는 것일까? 일반적으로 치매는 인지기능을 떨어뜨리고, 운동능력에도 영향을 미치는 것으로 알려져 있다. 실제 최은동 씨의 걸음은 느리고 균형을 잘 잡지 못했다. 최은동 씨를 상대로 팔을 가슴에 엇갈려 대고 일어나거나, 발뒤꿈치를 발끝에 붙여 일자로 걷는 테스트를 해보았다.

최은동 씨는 균형 잡기와 근력 모두에 문제가 있었다. 보폭이 좁게 걸을 때는 중심이 조금씩 흔들렸다. 걸음도 매우 느렸다. 보행 속도는 낙상 위험도를 예측할 수 있는 주요 지표이다.

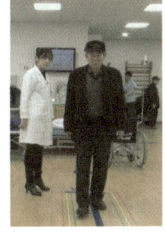 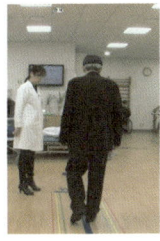

경희대학교 원장원 교수팀의 보행 속도 조사에 의하면 우리나라 노인의 경우, 보행 속도가 1m 당 0.6초 이상일 때 낙상 위험군으로 나타난다. 보행 속도가 느리다는 것은 그만큼 근력이 약하다는 것이고 보행이 불편하다는 뜻이다.

그렇다면 최은동 씨의 보행 속도는 얼마나 될까? 4m를 왕복하는 것으로 총 8m를 측정했다. 그 결과 18초 14로 1m 당 약 2.25초가 걸렸다. 기억력이 나빠지면서 걸음이 좀 느려지는 것 같다고 느끼는 고령층을 장기 추적한 결과, 그렇지 않은 고령층보다 치매가 발생하는 위험이 2배 이상 높았다. 보행과 치매의 위험은 밀접한 관계가 있고, 치매와 낙상의 위험 역시 밀접한 관계가 있다. 나이가 들면 치매의 위험도가 높아지는 만큼 치매 검사와 함께 보행 속도 검사를 주기적으로 해봐야 한다.

낙상,
예방이 치료보다 중요하다

　　　　　세계보건기구가 발표한 보고서에 따르면, 노년기 낙상 골절의 경우 3명 중 1명만이 치료 후 원상태로 회복되는 것으로 나타났다. 살짝 넘어졌을 뿐이지만 생명까지 위협하는 낙상 사고는 결코 쉽게 넘길 일이 아니다. 또한 모든 치료가 그러하듯 낙상도 치료보다 예방이 중요하다.

　노인들의 낙상 예방은 생활 곳곳에서 이루어져야 한다. 일반적으로 실내보다는 실외에서의 낙상 위험이 높다고 생각하지만 그렇지도 않다. 낙상 발생 장소를 조사해보면 가정에서의 사고가 높은 비중을 차지한다. 실내에도 미끄러지고 넘어지기 쉬운 부분이 많기 때문에 노인들이 거주하는 공간이라면 낙상 예방을 위해 보수하는 노력이 필요하다. 낙상 예방법을 구체적으로 알아보자.

유연성과 근력을 키우는 낙상 예방 체조

경희대학교 어르신 진료센터에서 조사한 결과, 골다공증 골절의 위험을 알려주는 골밀도와 손의 힘을 나타내는 악력이 낙상위험과 관계가 있었다. 악력이 1kg만 줄어도 낙상위험이 40%나 증가했다. 낙상에 의한 손목 골절을 입은 50대 이상 여성 환자는 일반인에 비해 악력이 최대 15% 가량 약한 것으로 분석됐다. 그리고 손목 골절을 입은 환자들은 10~15년이 지난 이후 척추 골절이나 고관절 골절을 입는 경우가 많았다. 2차 골절이 발생할 위험도가 정상인보다 2~4배 정도 높은 것이다.

10년 전, 조명선(73세) 씨는 지붕에서 비가 새는 걸 막으려 올라가다 발을 헛디뎌 미끄러져 손목과 척추 골절을 겪었다. 담당 의사로부터 골다공증 관리와 근력 강화를 해줘야 더 심각한 2차 골절을 예방할 수 있다는 당부를 받은 조명선 씨는 1년 전부터 구에서 운영하는 '어르신들을 위한 낙상 예방 체조교실'에 일주일에 두 번씩 참여하고 있다.

낙상 예방 체조는 발목뿐 아니라 몸통으로 균형을 잡는 고령층을 대상으로 하기 때문에 복근과 허리, 엉덩이 근육을 키우는 것에 중점을 둔다. 먼저 유연성을 키우는 스트레칭으로 잘 쓰지 않는 근육을 풀어주고 다리와 몸통의 근육을 강화하는 운동으로 서서히 강도를 높여간다. 낙상 예방 체조 참가자들은 몸이 풀리고 통증이 줄었다고 말한다. 유연성과 근력이 생기면서 순발력이 늘어 넘어지는 일도 많이 줄었다.

실제로 운동이 어떤 효과를 주었는지 조명선 씨를 포함해 체조교실에 참가한 어르신들을 대상으로 평형성과 유연성을 측정한 결과, 눈에 띌 정도로 평형성과 유연성이 향상된 것을 확인할 수 있었다.

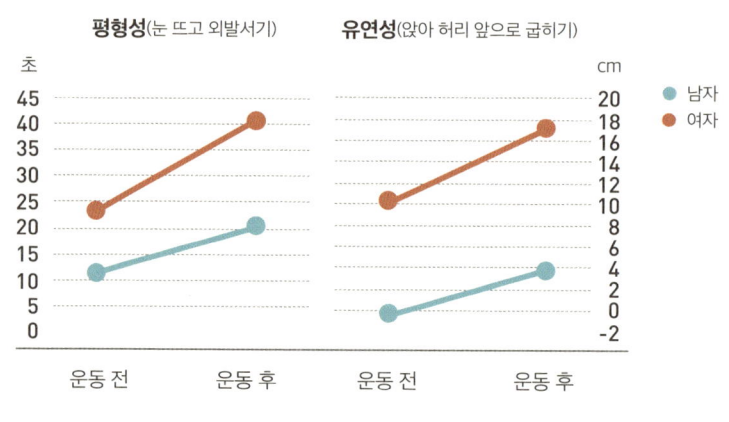

운동 효과

낙상 골절을 예방하는 식습관과 금연

서연주(61세) 씨는 2년 전, 낙상으로 왼쪽 손목을 다친 후부터 청소를 할 때도 왼손을 거의 사용하지 않는다. 당시 쉰여덟 살이었던 서연주 씨의 낙상 골절의 원인은 골다공증이었다. 사고 이후 골다공증 약을 복용해 골밀도는 좋아졌지만 골다공증 약에 평생 의지할 수 없다는 생각에 먹을거리에 신경을 쓰고 있다. 세끼를 골고루 먹는다는 것은 생각만큼 쉽지 않지만, 집에서 하는 식사만큼은 제대로 하려고 애쓰고 있다. 특히 단백질과 칼슘을 고려해서 섭취하려고 한다.

제작진은 서연주 씨의 식단이 뼈 건강에 어떤 영향을 미치는지 중앙대 생명공학과 식품공학부 이복희 교수를 만나 의견을 들어보았다. 이 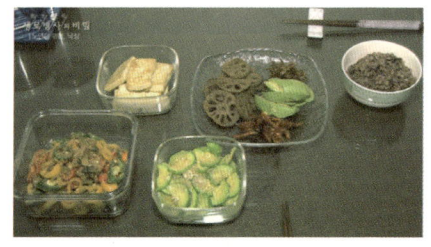 복희 교수는 두부나 멸치 같은 식품은 도움이 되지만 간이 너무 세지 않도록 주의해야 한다고 당부했다. 호박나물, 무말랭이, 연근조림 등은 식품 자체는 좋지만 짜게 간이 되는 경향이 있다. 짜게 먹으면 칼슘이 많이 배설되기 때문에 가급적 짜지 않게 조리해야 한다는 것이다. 즉 칼슘과 비타민 D는 풍부하되 간은 되도록 싱겁게 해야 한다.

박현준(34세) 씨의 경우, 골다공증에 노출될 수 있는 기저질환은 없었다. 하지만 살짝 주저앉았을 뿐인데 척추가 골절됐다. 골밀도 검사에서도 일반적인 골다공증 진단 수치인 -2.5를 훨씬 뛰어넘는 -3.6이 나왔다. 박현준 씨의 뼈는 70~80대와 유사한 심각한 노화 상태였다. 젊은 남성들에게 잘 발병하지 않는 골다공증이 왜 박현준 씨에게 찾아온 것일까?

사실 골밀도를 결정하는 데는 유전적 요인이 70% 정도를 차지하고 나머지는 환경적 요인이 중요하게 작용한다. 홀로 생활하는 박현준 씨는 평소 아침을 거의 먹지 못했다. 점심과 저녁은 바깥에서 사 먹었고, 소금과 설탕이 많이 들어간 인스턴트 음식을 주로 먹었다.

뼈와 관절을 튼튼하게 하기 위해서는 비타민 D와 칼슘이 많은 음식을 풍부하게 먹어야 한다. 하지만 인스턴트에 많이 들어있는 나트륨은 오히려 몸속 칼슘과 미네랄 성분의 배설을 촉진하기 때문에 이런 생활이 오래 되면 뼈는 더욱 약해질 수밖에 없다.

불균형한 식습관에 하루 한 갑 정도 피우는 담배는 박현준 씨의 뼈 건강을 더욱 악화시켰다. 흡연은 뼈의 생성을 억제시키는 역할을 한다. 따라서 흡연을 하게 되면 뼈의 생성보다 파괴가 많아지고 골다공증의 위험에 쉽게 노출된다. 담배뿐 아니라 과도한 음주도 뼈에 가장 중요한 칼슘과 비타민 D의 흡수를 저해하는 요인이다. 뼈의 노화는 생활습관에 많은 영향을 받는다. 자신의 생활을 돌보지 않고 젊다고 자만해서는 안 되는 이유다.

뼈 건강에 좋은 식습관

대한영양사협회에서는 뼈 건강을 위해서 뼈와 관절의 주요 영양소인 칼슘의 흡수를 촉진시켜 줄 수 있는 식품을 평소에 자주 섭취할 것을 권장한다. 다음은 대한영양사협회에서 제시하고 있는 뼈 건강을 위한 먹을거리 가이드이다.

- 카페인은 칼슘 배설을 촉진시키므로 과다하게 섭취하지 않는다. 커피는 하루 2잔 이내로 마신다.

- 과다한 단백질은 칼슘 손실을 일으키므로 지나친 단백질 섭취를 제한한다.

- 과다한 나트륨 섭취는 칼슘 손실을 일으키므로 되도록 싱겁게 먹는다.

- 과다한 식이섬유는 칼슘의 체내 이용을 감소시킬 수 있으므로 식이섬유 섭취량은 1일 35g을 넘지 않도록 한다.

- 뼈 손실과 칼슘 배설량을 감소시켜 골밀도에 좋은 영향을 주는 비타민 K 함량이 높은 녹황색 채소, 간, 곡류, 과일을 충분히 먹는다.

- 우유 및 유제품, 멸치, 뱅어포, 뼈째 먹는 생선, 해조류, 두부, 콩, 칼슘이 첨가된 오렌지주스나 제과, 시리얼 등 칼슘이 들어간 식품을 적절히 먹는다.

- 비타민 D가 함유된 생선 기름, 달걀노른자, 비타민 D 강화식품 등을 적절히 먹는다.

가정을 낙상
안전지대로 바꿔라

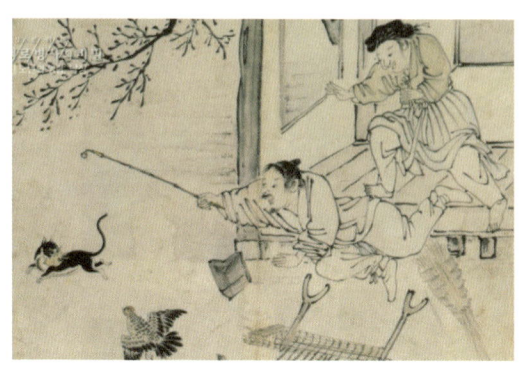

〈파적도〉, 김득신 (조선후기 화가, 1754~1822)

'정적을 깨다'는 의미의 〈파적도〉를 보자. 한가로운 봄날, 노부부가 마루에 앉아서 일을 하고 있는데, 느닷없이 사건이 벌어진다. 고양이 한 마리가 병아리를 물고 달아나는 걸 보고 남편은 반사적으로 몸을 날린다. 하지만 마음만 앞설 뿐 남편은 그대로 마루 아래로 낙상한다. 모든 게 눈 깜짝할 사이에 일어난 일이라 손 쓸 방도도 없다. 흔히 낙상사고는 야외에서 주로 일어날 거라 생각하기 쉬운데 그림처럼 노인 낙상이 가장 많이 발생하는 장소는 바로 집안이다.

이복문(74세) 씨의 집은 지은 지 오래된 아파트라 문지방이 근래 지은 아파트보다 조금 높다. 1년 전, 이복문 씨는 문지방에 발이 걸려 넘어져 오른쪽 고관절이 부러졌다. 그리고 얼마 전에는 침대에 오르다 넘어지면서 다시 오른쪽 고관절이 골절됐다. 무릎을 약간 굽히고 올라가려다 그대로 미끄러진 것이다. 버스 손잡이에 부딪혀 왼쪽 고관절이 부러진 지 넉 달만이었다.

한국소비자원의 노인 안전사고 보고에 따르면, 가정에서 발생한 안전사고 5건 중 1건은 화장실에서 일어난다고 한다. 바닥의 물기 때문에 미끄러지면 골절뿐만 아니라 심각한 뇌출혈로 이어질 수 있다.

한쪽 다리가 불편해 걷기가 힘든 조선미(85세) 씨는 긴 겨울을 집안에서만 보낼 생각이다. 하지만 한 집안에 사는 며느리는 시어머니가 밖으로 나가도 집안에 있어도 모두 걱정이다. 집안이라고 해서 모두 안전한 것이 아니기 때문이다. 시할머니가 샤워 후 미끄러져 돌아가셨다는 이야기를 들은 후, 낡은 주택의 높은 문지방과 미끄러운 욕실은 조선미 씨 며느리의 큰 걱정거리다.

화장실의 높은 문지방과 젖은 바닥은 조선미 씨처럼 걷는 게 힘든 노인들에겐 치명적이다. 물이 있어 미끄러운 화장실 바닥에는 미끄럼방지 타일을 깔고, 벽에는 앉았다 일어날 때와 걸을 때 낙상을 방지할 수 있는 안전대를 설치하는 것이 좋다. 타일과 안전대같이 사소한 주거환경의 변화만으로도 낙상을 예방할 수 있다.

전문가들은 개인의 부주의만을 탓할 것이 아니라, 이제 낙상에 대한 사회적인 관심이 필요한 때라고 이야기한다. 낙상이 사망과 치명적인 후유증을 남기는 만큼 개인적으로 그리고 사회적으로 낙상의 위험성에 대한 인식과 예방을 위한 노력이 절실히 필요하다.

KBS 생로병사의 비밀
만든 사람들

Part 1
허리 _ 몸의 기둥을 바로 세우자
연출 조성만 최태엽 **작가** 김기정 조용오

Part 2
목과 어깨 _ 바른 자세 교정이 먼저다
연출 이은미 이제헌 **작가** 강나영 김지연

Part 3
무릎 _ 무너지는 관절을 지켜라
연출 조규진 **작가** 서윤정

Part 4
손과 발 _ 모양과 기능을 점검하라
연출 김지훈 송현경 정한수 **작가** 김은란 이혜나

Part 5
만성통증 _ 조기치료가 무엇보다 중요하다
연출 조규진 조성만 **작가** 김기정 윤현정

Part 6
낙상 _ 일상을 앗아가는 통증질환
연출 연종우 **작가** 이승희